国家级实验教学示范中心
基础医学实验教学系列教材

医学免疫学与病原生物学实验

主　编　于　红

主　审　张文卿

副主编　吕　锐　王　静　申成华

编　者　（按姓氏笔画排序）

丁守怡　于　红　王　云

王　静　王秋波　申成华

吕　锐　任书荣　闫志勇

张忠广　张艳丽　赵　蓉

赵　巍　宫玉香　钱冬萌

常志尚　韩秀霞　曾宪忠

科学出版社

北京

内 容 简 介

本教材将原属于医学免疫学、医学微生物学和人体寄生虫学实验教学的内容进行了科学合理的整合。依据学科特点，本教材分为四篇，第一篇病原生物学实验室常用仪器设备及试剂；第二篇经典实验，旨在培养学生实验操作的基本功，加深巩固对理论知识的理解和掌握；第三篇开放及融合实验，力图将不同学科的知识点有机融合于一个或多个实验项目中，以培养学生综合分析问题及解决问题的能力；第四篇创新实验，通过引导学生进行课题设计，使学生了解科研工作的基本程序，培养学生的团队协作意识和创新精神，最终达到提高综合素质的目的。

本书可供高等院校临床医学、儿科学、预防医学、口腔医学、医学检验、医学影像学、药学及护理等医药学类专业本科学生使用，也可作为本学科的研究生和实验技术人员的参考用书。

图书在版编目（CIP）数据

医学免疫学与病原生物学实验/于红主编. —北京：科学出版社，2021.1

国家级实验教学示范中心·基础医学实验教学系列教材

ISBN 978-7-03- 065810-4

Ⅰ.①医… Ⅱ.①于… Ⅲ.①医学–免疫学–实验–医学院校–教材②病原微生物–实验–医学院校–教材 Ⅳ.①R392-33 ②R37-33

中国版本图书馆 CIP 数据核字（2020）第 147243 号

责任编辑：王锞榿　胡治国 ／ 责任校对：郭瑞芝
责任印制：赵　博 ／ 封面设计：陈　敬

科 学 出 版 社 出版

北京东黄城根北街 16 号
邮政编码：100717
http://www.sciencep.com

北京华宇信诺印刷有限公司印刷
科学出版社发行　各地新华书店经销

*

2021 年 1 月第 一 版　　开本：787×1092　1/16
2025 年 2 月第四次印刷　　印张：8
字数：213 000

定价：35.00 元

（如有印装质量问题，我社负责调换）

前　言

实验教学是医学教育的重要组成部分，是培养高素质医学人才的重要环节和必要手段。为适应国家的学科调整和发展趋势，建立有利于培养学生创新能力和实践能力的实验教学体系，我们在总结多年教学经验的基础上，结合学科专业的特点，借鉴兄弟院校的成功经验，编写了这本《医学免疫学与病原生物学实验》。本书可同时供临床医学、儿科学、预防医学、口腔医学、医学检验、医学影像学、药学及护理等不同专业的本科学生使用。

本教材将原属于医学免疫学、医学微生物学和人体寄生虫学实验教学的内容进行了科学合理的归并和融合，删除了重复的实验或已被临床检验淘汰的实验，做到了基础结合临床，并结合实验教学改革和学校实际，适当引进了本学科较为成熟的新技术、新方法，满足学生创新实验的部分需求。

全书共四篇，第一篇为病原生物学实验室常用仪器设备及试剂，主要介绍病原生物学实验室常用仪器设备的使用及常用试剂及配制等。第二篇为经典实验，涵盖了医学免疫学、医学微生物学及人体寄生虫学的经典实验 41 项，旨在培养学生观察实验、记录实验结果及整理实验数据的基本能力，以加深巩固对理论知识的理解和掌握，并验证基本理论。第三篇为开放及融合实验，是在经典实验的基础上，结合科研和临床的某些具体问题而设计的 13 个项目，力图将多个学科的知识点融合于一个或多个实验项目中，以培养学生对知识的融会贯通、综合分析问题及解决问题的能力。第四篇为创新实验，通过引导学生进行课题设计，使学生初步了解课题立项、实验研究、结果分析总结及论文撰写等科研工作的基本程序，培养学生的自主学习能力、逻辑分析能力、团队协作意识和创新精神，为后期的学习和工作奠定良好基础。

在编写形式方面，每项实验均包括实验目的、实验原理、实验材料、实验方法、实验结果及注意事项，使学生达到知其然知其所以然的学习境界。书中附有二维码，扫描二维码可查看彩色显微镜照片，力求图文并茂，内容丰富。

在本教材的编写过程中，各位编委付出了辛勤的劳动，也得到了学院领导的大力支持，谨在此一并致以衷心的感谢。因编者水平有限和医学免疫学与病原生物学的飞速发展，本教材虽经反复修改，疏漏和不妥之处在所难免，恳请广大师生和读者批评指正，以使本教材更加完善与实用。

编　者

2019 年 12 月

目 录

第一篇 病原生物学实验室常用仪器设备及试剂

第二篇 经典实验

第三篇　开放及融合实验

第四篇　创　新　实　验

第一篇　病原生物学实验室常用仪器设备及试剂

第一章　常用仪器设备的使用

本章主要介绍病原生物学实验室常用仪器设备的基本工作原理、使用方法及注意事项等，为更好地服务于实验教学、科学研究奠定基础。

一、显　微　镜

显微镜是一种能够把人肉眼不能识别的微细结构放大成像的精密仪器，已广泛应用于生命科学、物理学、化学及材料学等领域。显微镜种类繁多，分为光学显微镜、电子显微镜、扫描隧道显微镜、原子力显微镜、声学显微镜及热波显微镜等，其结构和原理各不相同。其中普通光学显微镜是病原生物学实验中观察形态的常用设备，它以自然光或电光源作为照明源，采用光学透镜组放大成像，分辨率达 0.2μm。

随着时代的发展及科学技术的进步，普通光学显微镜的设计和制作更注重实用性和多功能性的改进，在装配设计上趋于采用组合方式，集普通光镜、相差、荧光、暗视野、摄影装置等于一体，多种技术相结合，从而更加方便、实用。下面简要介绍实验室中几种常见的普通光学显微镜的基本原理、使用方法和注意事项等。

（一）生物显微镜

生物显微镜在病原生物学实验教学中最为常用，它由机械装置和光学系统两大部分构成，机械部分包括镜筒、物镜转换器、粗准焦螺旋、细准焦螺旋、载物台、镜座、镜臂等；光学系统的主要部件有物镜、目镜、聚光镜、照明光源等（图 1-1-1）。其中，物镜是显微镜中的一个最重要部分，由很多透镜组合而成，决定着显微镜的分辨率和成像质量。物镜的分辨率可用公式表示 $d=0.61\lambda/\text{N.A.}$，公式中 d 表示物镜分辨的最短距离，λ 表示照明光线波长，N.A.表示物镜的数值孔径。根据公式可以得知波长越短，数值孔径越大，显微镜分辨率越高。另外，物镜的外壳上标记着该物镜特殊性能的符号及四个数字，标志物镜性能的符号很多，各厂家也不一致，如"Splan Apo 100"表示物镜的类型是超平场复消色差物镜和放大倍数 100 倍，"1.40oil"表示数值孔径 1.40，该镜头为油镜，"160/0.17"表示使用的显微镜机械筒长度 160mm 及所用盖玻片厚度为 0.17mm。有一些物镜中间还有一个可调节的环，如果是带有数字刻度的，可以根据盖玻片的实际厚度调节至相应位置，修正盖玻片厚度不一导致的成像差别；如果是无刻度的，可以调

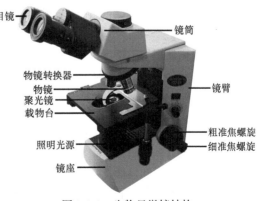

目镜
镜筒
物镜转换器
物镜
聚光镜
载物台
照明光源
镜座
镜臂
粗准焦螺旋
细准焦螺旋

图 1-1-1　生物显微镜结构

节物镜内光圈的大小。

【基本原理】 生物显微镜的基本原理是利用光学透镜把标本的细微结构放大成像，达到人眼所能识别的程度。标本位于物镜下方大于 1 倍焦距小于 2 倍焦距的位置，经物镜一级放大后形成放大倒立的实像，该像落在目镜焦距内，再经目镜二次放大，在像的同侧又形成放大正立的虚像。此时通过目镜观察，可以看到放大的标本的像。

病原生物学实验中进行细菌形态观察时常用的物镜是放大 100 倍的油镜，与低倍镜和高倍镜相比，油镜放大倍数高而镜头很小，照明光线透过标本片后发生折射，由于空气的折射率小于玻璃的折射率，一部分光线就会受到损失，因此进入物镜的光线减少，物像变得暗而不清晰。如果在油镜和玻片之间滴加与玻璃折光率（$n=1.52$）相似的香柏油（$n=1.515$）、丙三醇（$n=1.475$）或液体石蜡（$n=1.471$），将镜头浸在里面，透过玻片的光线几乎不发生折射，进入物镜的光线增多，物像就会变得明亮而清晰。

【使用方法】

1. 低倍镜、高倍镜的使用

（1）准备：显微镜置于平稳台面上，镜检者姿势端正，适当调整座位高低。

（2）对光：先将低倍镜转到工作位置，对准载物台上的通光孔，上升聚光镜，打开光圈，使视野内的光线均匀明亮。如果检查未染色标本，应适当缩小光圈并降低聚光镜，使亮度减弱，利于用高倍镜观察细菌的运动。

（3）放置标本片：将标本片放在载物台上，调节标本夹移动手轮，将待检部位移至通光孔位置。

（4）低倍镜观察：顺时针转动粗准焦螺旋使物镜镜头下降，贴近玻片，然后逆时针转动粗准焦螺旋使镜头缓慢上升，有模糊物像出现时，调节细准焦螺旋直到看到清晰的物像，在低倍镜下观察。

（5）高倍镜观察：在低倍镜下找到观察视野，转动物镜转换器换高倍镜，调节细准焦螺旋，直到视野中出现清晰物像，高倍镜下观察。

（6）放大率计算：显微镜放大率等于目镜放大倍数与物镜放大倍数的乘积。

2. 油镜的使用

（1）油镜使用前先用低倍镜对光，将光圈完全打开，聚光镜上升至与载物台平齐，使视野明亮。

（2）将染色标本片用标本夹固定到载物台上，将待检部位移至通光孔位置。

（3）调整油镜头，在待检部位滴加一滴香柏油，将油镜头浸在香柏油内，转动细准焦螺旋并从侧面观察，镜头几乎接近玻片时停止。

（4）观察目镜，逆时针缓慢调节粗准焦螺旋，出现模糊影像后，再调节细准焦螺旋，直到看到清晰的物像。

3. 显微镜使用后的整理

（1）观察结束后，应立即用擦镜纸滴上几滴二甲苯擦拭油镜头。

（2）取下标本片，放入装有消毒液的玻片缸内。

（3）转动物镜转换器，使物镜与通光孔错开，使两个物镜摆放在通光孔两侧的位置。

（4）将显微镜电源明暗调节器调至最小位置并关闭电源，盖上显微镜防尘罩。

【注意事项】

1. 不得随意拆卸显微镜。

2. 油镜头使用完毕后，应立即用擦镜纸蘸取少许二甲苯擦去香柏油。

3. 显微镜使用完毕，将镜头复位，下降聚光镜，电源明暗调节器调至最小并关闭电源，将显微镜盖上防尘罩。

4. 显微镜不得接触强酸、强碱等化学药品，以免腐蚀显微镜。

5. 显微镜存放在阴凉干燥的环境中。

（二）体视显微镜

体视显微镜又称立体显微镜、实体显微镜或解剖镜，放大倍数不高，可以直接在显微镜下观察实物，通过目镜看到的图像立体感很强而且细节清晰可辨，另外还可以进行连续变倍放大观察。在病原生物学实验中可利用体视显微镜观察寄生虫的标本。

【基本原理】　体视显微镜的光学系统包括照明光源、初级物镜、变倍物镜、棱镜组和目镜。其成像的基本原理：首先通过初级物镜对实物成像，生成的像分别再通过左右两组变焦物镜放大，经棱镜组调整光束方向后进入目镜筒，最后通过目镜再次放大成像，该像方向与实物方向一致。由于左右目镜筒的两束光线存在夹角，相当于人眼观察物体时的视角，所以通过目镜看到的是一个立体感丰富的图像。

【使用方法】　以江南永新 JSZ6 体式显微镜为例（图 1-1-2）。

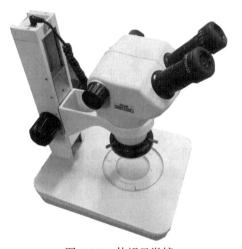

图 1-1-2　体视显微镜

1. 打开显微镜电源开关，根据标本类型选择照明方式（反射光照明或透射光照明）。

2. 调节瞳距。双手转动目镜筒，使两个目镜下看到的圆形视野重合为一个。

3. 观察标本。标本放置在载物台圆盘上，将两个目镜屈光度调节环调至 0 位，将变倍旋钮转至最高倍率处，从目镜中观察，转动对焦旋钮对焦；再将变倍旋钮旋转至最低倍率处，通过调节两个目镜的屈光度调节环使物像清晰。重复上述调焦步骤直至齐焦。调好焦后，对标本可进行连续变倍观察。

4. 观察结束，从载物台移走标本，整理好显微镜，盖上防尘罩。

【注意事项】

1. 不要将观察对象直接置于载物台圆板上，应根据标本类型选择放在玻片上或托盘中，然后再置于载物台上。

2. 不要随意拆卸显微镜组件。

3. 显微镜放置在阴凉干燥的环境中。

（三）暗视野显微镜

暗视野显微镜是光学显微镜的一种，它是在普通光学显微镜结构的基础上将明视场聚光镜更换成暗视场聚光镜，最高分辨率可达 4nm，远高于普通光学显微镜。病原生物学实验中常用暗视野显微镜观察不染色微生物活体的形态和运动。

【基本原理】　暗视场聚光镜内部有一个环形暗视场光阑，能够阻挡住光源发出的中央光束，四周透过的环形光线经过聚光镜聚焦后形成空心锥光，不能进入物镜，因此造成暗视场。当有标本存在时，斜射在待检标本上的空心锥光发生散射、衍射等现象，致使部分光线进入物镜，即可在暗背景上观察到亮的微粒像。

【使用方法】

1. 打开显微镜电源开关，亮度调节器调到最大，光圈完全打开。

2. 标本玻片和暗视场聚光镜之间滴加一滴香柏油，标本片底面与香柏油接触，不要产生气泡。

3. 选择所需物镜，在显微镜下进行观察。

4. 观察结束后整理好显微镜，用擦镜纸擦除香柏油。

【注意事项】

1. 显微镜电源亮度调至最大，光圈调至最大。

2. 暗视野聚光镜与载玻片之间一定要滴加香柏油并使载玻片底面与香柏油接触，防止光线在聚光镜上发生全反射。

3. 暗视场聚光镜数值孔径一定要大于物镜数值孔径。

4. 盖玻片和载玻片应厚度适宜，符合显微镜厂家要求的标准。

5. 盖玻片与载玻片应保持清洁干净并且无划痕。

（四）相差显微镜

相差显微镜是 1935 年荷兰科学家 Zernike 发明的，它与普通光学显微镜的区别在于用相差物镜替代了普通物镜；用带环状光阑的聚光镜替代了带可变光阑的普通光学显微镜聚光镜；增加了一个合轴调中目镜以调整环状光阑与物镜中相位板圆环完全重合；采用了绿色滤光片产生绿光（单色光）照明来消除色差。在常规病原生物学教学实验和科研工作中，常用相差显微镜观察不染色透明标本或细胞在培养基中的生长情况。

【基本原理】 相差显微镜利用了光的衍射和干涉原理。因为不染色标本内部各微细结构厚度不同，折光率也各不相同，当有光线通过时，衍射光和直射光就会产生相位差，人眼是无法感受到这种相位变化的，在普通光学显微镜下不会看到清晰物像，而对于相差显微镜，通过其特殊装置相差物镜内部的相位板及聚光镜的环状光阑，可以将这种相位差转变成人眼可见的振幅差（光的干涉），于是标本内部各微细结构呈现显著的明暗差异，通过目镜就可观察到清晰的物像。

【使用方法】

1. 打开显微镜电源开关，选择绿色滤光片。

2. 将标本置于载物台上，选择 10× 相差物镜在明视野下对焦。

3. 选择与 10× 相差物镜相对应的环状光阑，将聚光镜光圈完全打开。

4. 将环状光阑与物镜中相位板圆环进行合轴调节。具体方法：取下一个目镜并换上合轴望远镜，调节望远镜直到镜中环状光阑亮环和相位板暗环变得清晰，调节聚光镜调中部件使两环完全重合。

5. 更换其他倍率的相差物镜及对应的环状光阑，同理进行合轴调节。

6. 换回目镜进行观察。

7. 观察结束，关闭电源并移走标本，整理好显微镜。

【注意事项】

1. 光源调至适当亮度，聚光镜光圈完全打开。

2. 相差物镜与环状光阑相匹配并进行合轴校对。

3. 选择绿色滤光片可以更好地消除色差。

（五）荧光显微镜

荧光显微镜是一类特殊的光学显微镜，在医学及生物学等领域有着广泛应用。它是通过检测物质发出的荧光信号，观察该物质在组织或细胞中的分布、大小及形状等，为进一步研究其功能奠定基础。

荧光显微镜由光源、滤片系统及光学成像系统作为主要组件构成。光源多采用 200W 的高压汞灯，可发出一系列波长的光；滤片系统包括激发滤板、双色束分离器及压制滤板，激发滤板配有紫外、紫色、蓝色和绿色四种滤光片，可产生不同波长激发光，双色束分离器用来将激发光反射到物镜中，照射在样品上，同时将样品返回的荧光及激发光有效分离，压制滤板可以完全阻挡激发光进入目镜，允许产生的荧光通过；光学系统包括物镜、目镜、透镜组及聚光镜等物理器件，与普通光学显微镜的成像原理一样，对物像起一个放大作用。

荧光显微镜按照光路成像的不同，可分为透射式荧光显微镜和落射式荧光显微镜。透射式荧光显微镜是通过激发光穿过标本材料来激发荧光；落射式荧光显微镜是激发光从物镜向下照射到标本，同时该物镜收集荧光信号。现在常用的荧光显微镜是落射式荧光显微镜。

【基本原理】　荧光显微镜大多采用一个超高压汞灯发光，产生一系列波长的光，经紫外滤光片筛选出 365nm 长波紫外线作为激发光（根据超高压汞灯光谱还可以配备紫光、蓝光和绿光的滤光片），激发标本内的荧光物质发出荧光，通过物镜和目镜进行放大观察。

【使用方法】　以 Olympus BX53 正置荧光显微镜为例。

1. 打开显微镜电源。荧光观察时，打开汞灯电源预热 15min。

2. 将标本片放置在载物台上，把荧光染色位置移入光路，选择合适物镜，根据使用的荧光指示剂转动滤色镜转盘以选择所需的激发滤光片组。

3. 目镜下观察，通过粗、细调节器将荧光图像调至清晰。

4. 观察结束后，关闭高压汞灯，关闭显微镜电源，将载物台、镜头整理好，待汞灯冷却后，盖上防尘罩。

【注意事项】

1. 荧光显微镜应放置在通风散热条件好的暗室中。

2. 汞灯开启后，预热 15min 使用，设备至少运行 20min 方可关闭。关闭后若要再次使用，需等待 30min 汞灯完全冷却后再启动。频繁启动会使汞灯电极受到损害，大大缩短使用寿命。

3. 荧光观察标本时，随时间延长荧光逐渐变弱，暂不观察时可关闭滤色镜转盘下方的"Shutter"开关以挡住激发光，但不要关闭电源。

二、生物安全柜

生物安全柜是二级及以上生物安全实验室常见的仪器设备（图 1-1-3），它是一种负压过滤排风柜，可以防止生物实验过程中产生的感染性气溶胶外泄，对操作人员和工作环境进行保护。生物安全柜根据生物安全防护水平（bio-safety level，BSL）分为 BSL Ⅰ级、BSL Ⅱ级和 BSL Ⅲ级。BSL Ⅰ级只对操作人员和环境起到保护作用，不考虑样品或材料是否被污染，现在已经很少使用；BSL Ⅱ级可以同时为操作人员、环境及样品提供保护，目前使用最为普遍；BSL Ⅲ级安全防护等级最高，完全密闭，通过手套进行操作，适用于高等级生物安全实验室进行高风险的生物实验。

【基本原理】　生物安全柜顶部装有高效分子空气过滤器（high efficiency particulate air filters），外部空气经高效分子空气过滤器过滤后变成洁净气流垂直下沉进入生物安全柜工作区域，保护实验样品不被外部气流污染；同时在实验操作过程中，柜内工作区域始终呈负压状态，工作区域的气流进入负压

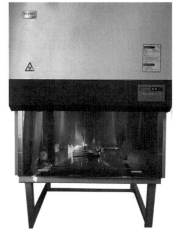

图 1-1-3　生物安全柜

风道，保证操作过程中产生的微生物气溶胶不发生外逸，保护了环境和操作人员。生物安全柜前视窗暴露位置的空气也会进入负压通道，和工作区域进入负压通道的气流混合后，一部分经高效分子空气过滤器过滤后直接排出柜体，另一部分与安全柜顶部吸入的空气混合经高效分子空气过滤器再循环至工作区域。

【使用方法】

1. 接通设备电源，打开紫外灯灭菌 20min。

2. 关闭紫外灯，打开日光灯，启动风机。将前玻璃视窗向上移动至工作高度标识处，待气流稳定后，指示灯亮起，可以进行操作。

3. 工作中若关闭前视窗，风机速度将降低，安全柜处于待机状态。

4. 操作结束后，使用 70%乙醇对操作台进行消毒。

5. 关闭风机、照明灯及前视窗，打开紫外灯照射 20min。

6. 关闭紫外灯，断开设备电源。

【注意事项】

1. 实验物品按照从洁净区到污染区的方向进行摆放。

2. 气流栅格处不能有实验物品遮挡。

3. 安全柜内不要使用酒精灯，酒精灯产生的热量会造成柜内气流紊乱。

4. 操作过程中，手臂尽量不要频繁快速移动，以免影响柜内气流的稳定。

5. 避免在操作者身后频繁地移动。

6. 风机在操作开始前及结束后需运行 5min 以上。

三、细菌浊度计（仪）

细菌浊度计（仪）主要用于测定细菌悬液的浓度，采用麦氏浊度标准（McFarland standard，MCF），是光电技术相结合的精密仪器。

【基本原理】 细菌浊度计利用了光的散射原理。光学系统发出的平行光进入待测液体，碰到液体中的悬浮细菌颗粒，一部分光发生散射，光电检测元件采集与入射光垂直方向的散射光并测量其强度。根据散射光强度与液体的浊度成正比的关系，可以换算出细菌悬液的浊度，通常以 MCF 来表示。

【使用方法】 以上海昕瑞仪器仪表有限公司 WGZ-2XJ 细菌浊度计为例（图 1-1-4）。

1. 开机预热 30min 后使用。

2. 选择量程：按"设置"键，进入量程设置状态，机器测量范围为 0～6MCF，根据实验要求输入 0～6 之间的数值，如输入 1MCF。

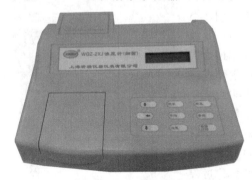

图 1-1-4 细菌浊度计

3. 调零：将零浊度试样瓶放入测量池，盖好遮光盖，待显示值稳定后按"调零"键，显示"0.00"（允差±0.02）。

4. 校正：取出零浊度试样瓶，将 1MCF 麦氏浊度试样瓶摇匀后置于测量池内，然后盖好遮光盖，显示值稳定后按"校正"键，显示"1.00"（允差±0.02）。当需要使用 1MCF 以上的量程时，取相应量程的浊度标准液以同样方法进行校正。

5. 测量：按"设置"键退出设定状态，取出标准溶液，将样本瓶摇匀放入测量池，待数值稳定后，进行记录或按"存储/打印"键进行测量值的存储/打印。

6. 测量单位换算：$1MCF=3\times10^8CFU/ml$。

【注意事项】

1. 浊度标准液必须充分摇匀后使用。

2. 校正时必须按标准液浊度由低到高的顺序进行。

3. 样本瓶不能出现气泡，以免影响测量精确度。

4. 样本瓶体擦拭干净后放入机器内进行测量。

5. 如果在潮湿环境中使用时，适当延长机器预热时间。

四、高压蒸汽灭菌器

高压蒸汽灭菌器又称高压消毒器，是医疗卫生机构、科研院所及高等院校一些实验室必不可少的设备，常用于耐高温、耐高压物品的消毒灭菌。高压蒸汽灭菌不但可以杀死一般的细菌、真菌、病毒等微生物，对细菌芽孢、真菌孢子也有杀灭作用，是应用最广泛的物理灭菌方法。高压蒸汽灭菌器根据外观分为手提式、立式和卧式三类；根据排放冷空气的方式分为下排气式和脉动真空式两大类。

【基本原理】　高压蒸汽灭菌器的原理就是利用湿热杀死微生物。通过加热管加热密闭容器内的水产生蒸汽，形成高温、高压的湿热环境，湿热的蒸汽传导快，穿透性强，可放出潜热，迅速提高物品温度，微生物蛋白质在这种环境中更容易发生变性凝固，从而达到灭菌目的。

【使用方法】　以立式压力蒸汽灭菌器 TOMY SX-500 为例（图 1-1-5）。

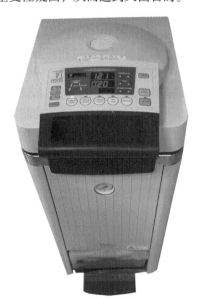

1. 打开电源开关。

2. 轻轻向下按灭菌器盖的把手，同时脚踏盖锁解除踏板，然后轻轻往上提把手，打开灭菌器盖。

3. 确认压力表的指针指向 0MPa，确认灭菌室内的水位浸过隔板。

4. 将需要灭菌的物品放入灭菌器。

5. 选择灭菌程序，设定灭菌温度和灭菌时间；其他设定采用默认即可。

6. 按开始键运行。

7. 灭菌程序运行结束。当灭菌室温度降到 60℃以下时，显示灯灭灯后打开灭菌器盖，取出被灭菌物品。

8. 排出灭菌器内的水。

【注意事项】

图 1-1-5　立式压力蒸汽灭菌器

1. 压力未降至 0MPa 时不要打开设备盖。

2. 禁止在压力表异常的情况下使用灭菌器。

3. 不能折弯排气管。

4. 被高压灭菌的物品不能堆积过满，以防堵住排气口。

5. 注意设备运行过程中蒸汽排出口及安全阀周围的蒸汽，避免高温烫伤。

6. 待灭菌用水完全冷却后再进行排水。

五、培　养　箱

培养箱是一种常用的加热设备，主要用于细菌、细胞或其他生物培养。该设备能提供恒定的温度、湿度及气体条件，以保障生物培养的顺利实施。

生物实验室常见的培养箱有电热式恒温培养箱、隔水式恒温培养箱、恒温恒湿培养箱及恒温振荡培养箱等，另外根据特殊用途还有真菌培养箱、厌氧培养箱及二氧化碳培养箱等。电热式恒温培养箱一般在工作室外壁的左、右和底部装有加热装置，工作室顶部或后部装有低噪声小型风机，在箱体外壳和工作室之间填充有隔热保温功能的玻璃棉，通过热空气的流动，使箱体内温度保持均匀。隔水式恒温培养箱内层为贮水夹层，工作室外壁的左、右和底部隔水套加热，温度均匀升高且保温性能好。恒温恒湿培养箱可以精确控制箱体的温度、湿度，模拟生物生长环境，多用于植物育种、微生物培养及各种恒温环境实验。恒温振荡培养箱可分为气浴恒温振荡培养箱和水浴恒温振荡培养箱两种，在温度恒定的基础上添加振荡装置使其具有振荡功能，常用于对温度和振荡频率都有要求的生物培养。真菌培养箱由加热系统、制冷系统、加湿器、紫外线消毒系统和培养室构成，真菌培养对温度和湿度的要求比较高，有的真菌培养箱还可以设置随培养时间延长温湿度也发生变化。二氧化碳培养箱常应用于组织细胞培养和一些特殊微生物培养，可精确调节二氧化碳的浓度、温度及湿度，有些二氧化碳培养箱甚至还带有紫外消毒功能或自动高温热空气杀菌装置，提供安全无菌的洁净环境。厌氧培养箱是一种在人工提供的无氧环境中进行厌氧细菌培养的专用设备，其组成部分包括无菌操作室、恒温培养室、样品传递室、气体供应系统及电路控制系统，提供的气体为氮气和混合气两种，混合气的配比依据厂家设备说明书而定，一般为氮气 85%、氢气 10%、二氧化碳 5%，这样可避免操作过程中厌氧微生物由于接触氧而死亡的可能性。

【基本原理】 电热恒温培养箱工作时通过加热装置对箱体直接加热（隔水式培养箱对水套层加热），再通过温度控制器实时采集温度信号，与设定值比较，控制加热器加热或者停止加热。恒温恒湿培养箱和真菌培养箱在普通电热恒温培养箱基础上加装压缩机，使其具有加热和制冷双向温度调控功能，同时配有加湿器，通过湿度控制器来保持箱体内湿度稳定。二氧化碳培养箱则增加了气路控制系统，通过二氧化碳传感器检测箱体内二氧化碳的浓度值，转换为电信号传递给控制器，通过控制培养箱上的电磁阀门开关维持二氧化碳浓度的恒定。厌氧培养箱通过气路控制装置为培养箱提供氮气、氢气及二氧化碳的混合气体，保持箱体的正压状态，同时箱内安装有还原钯，可以催化除氧，操作室中的氢气和剩余氧气，经钯催化后生成水，使箱体处于无氧状态。恒温振荡培养箱带有振荡装置，可实现培养箱温度及振荡器转速、振幅、振荡方式（回旋式、往复式、回旋加往复）等的选择。

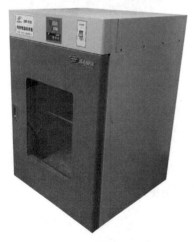

图 1-1-6　电热恒温培养箱

【使用方法】 以上海三发科学仪器有限公司电热恒温培养箱 DNP 9162 为例（图 1-1-6）。

1. 打开培养箱开关，自检。

2. 在控制面板上设定生物培养所需温度。

3. 将培养物正确放入培养箱内。

4. 培养完成后，取出培养物。

5. 培养箱断电。

【注意事项】

1. 培养箱内的物品不要摆放过密，以免影响热空气循环流动。

2. 隔水式培养箱先添加去离子水到一定位置，然后再通电。

3. 安装有压缩机的培养箱要保持电压稳定，不要过度倾斜。

4. 远离高温、高湿及强电磁场环境，避免仪表受影响失准。

5. 设备地线可靠接地。

六、电热鼓风干燥箱

电热鼓风干燥箱是一般实验室必备的实验仪器，主要由电加热器、鼓风机、温度控制器、箱体、显示单元等构成，工作温度可达300℃，温度精度±0.1℃，在病原生物学实验室中常用于烘干耐热物品、高压灭菌后的玻璃容器等，也可用于玻璃器皿或耐热材料的干热灭菌，一般加热至171℃经1h或160℃经2h即可。

【基本原理】　电热鼓风干燥箱的加温由电加热器完成，鼓风机产生的气流经过电加热管，将热风送出，经风道进入箱体内部循环流动，然后通过温度控制器的调节保持温度恒定。

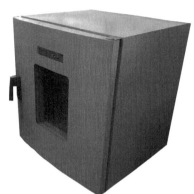

【使用方法】　以上海精宏实验设备有限公司电热鼓风干燥箱DHG-9140A为例（图1-1-7）。

1. 将需要干燥的物品放入箱内并关好门。

2. 打开电源开关，设定温度与工作时间。

3. 使用完成后，关闭设备开关。

4. 冷却后取出干燥的物品。

图1-1-7　电热鼓风干燥箱

【注意事项】

1. 禁止将易燃、易挥发的材料或物品放入干燥箱内。

2. 干燥箱内物品不宜放置过密，以免影响空气流通。

3. 勿在高热、高湿度或强磁场环境中使用干燥箱。

七、基因扩增仪

基因扩增仪也称PCR仪。PCR是聚合酶链式反应（polymerase chain reaction，PCR）的英文缩写，是一项在体外快速、大量扩增特异DNA片段的分子生物学技术，它可使微量的目的基因片段在数小时内扩增上百万倍，为DNA分子的研究和分析鉴定提供足量的产物。

PCR仪可分为普通PCR仪、梯度PCR仪、原位PCR仪及实时荧光定量PCR仪等。普通PCR仪一次只能设置一个退火温度进行目的基因扩增，运行效率较低。梯度PCR仪可以将退火温度进行梯度设置，对未知目的基因通过一次PCR就可以进行有效扩增，筛选出靶DNA表达量高的退火温度，提高了运行效率。原位PCR仪是细胞内基因扩增仪，可用于细胞内靶DNA定位分析，在其所处位置进行基因扩增。实时荧光定量PCR仪是在普通PCR基础上发展起来的新技术，在PCR反应体系中加入非特异性荧光染料或特异性荧光探针，随着DNA复制，产生的荧光信号会逐步增强，通过对荧光信号的采集处理换算，实时计算出DNA含量。

【基本原理】　PCR反应的基本原理是体外模拟DNA复制的自然过程，以模板DNA、引物、4种脱氧核糖核苷三磷酸（dNTP）为原料，通过控制反应体系的温度使DNA变性与复性，然后在DNA聚合酶作用下，发生酶促反应，合成新DNA片段。PCR反应由变性、退火、延伸三个基本步骤构成一个循环：①高温变性（95℃），加热使双链DNA解链成单链

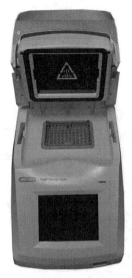

图 1-1-8　PCR 仪

DNA；②低温退火（37～65℃），合成引物与模板 DNA 在局部形成互补的杂交链，即互补退火；③中温延伸（70～72℃），在 DNA 聚合酶作用下，以 dNTP 为原料，引物与模板 DNA 结合部位作为复制起始端沿 5'→3'方向延伸形成新的双链 DNA 片段。

【使用方法】　以 Bio-Rad T100 PCR 仪为例（图 1-1-8）。

1. 开机自检。

2. 放入样本管，关紧机盖。

3. 在控制面板上设置 PCR 反应体系的参数。

4. 在控制面板上设置 PCR 反应的循环参数。

5. 参数输入完成后，保存程序。

6. 运行程序。

7. PCR 反应完成后，取出样品管，置 4℃冰箱保存。

【注意事项】

1. 仪器应远离热源，不得堵塞散热通风口。

2. PCR 反应完成，应及时取出产物。

八、酶联免疫检测仪

酶联免疫检测仪简称酶标仪，是酶联免疫吸附试验的专用仪器。可简单地分为半自动和全自动两大类，但其工作原理基本上都是一致的，其核心都是一个比色计，即用比色法来进行分析。

【基本原理】　酶标仪的基本工作原理及主要结构与光电比色计基本相同。光源灯发出的光波经过滤光片或单色器变成一束单色光，进入塑料微孔板中的待测标本。该单色光一部分被标本吸收，另一部分则透过标本照射到光电检测器上，光电检测器将这一待测标本的光信号转换成相应的电信号。电信号经前置放大，对数放大，模数转换等信号处理后送入微处理器进行数据处理和计算，最后由显示器和打印机显示结果。

酶标仪所用的单色光既可通过相关滤光片来获得，也可用分光光度计相同的单色器获得。在使用滤光片作滤波装置时与普通比色计一样，滤光片既可放在微孔板的前面，也可放在微孔板的后面，其效果是相同的。光源灯发出的光经聚光镜、光栏到达反射镜，经反射镜作 90° 反射后垂直通过比色溶液，然后再经滤光片送到光电管。

微处理机还通过控制电路控制机械驱动机构 X 方向和 Y 方向的运动来移动微孔板，从而实现自动进样检测过程。而另一些酶标仪则是采用手工移动微孔板进行检测，因此省去了 X、Y 方向的机械驱动机构和控制电路，从而使仪器更小巧，结构也更简单。

【使用方法】　以 Thermo Multiscan MK3.1 酶标仪为例（图 1-1-9）。

1. 打开电源开关和打印机开关，设备开始自检。

2. 自检结束，点击 "转换" 键，再点 "输入" 键，进入 "程序模块"，通过 "↑" "↓" 按键选择 "临界值"（定性）、"曲线定量"（定量）或 "基础酶联"（测吸光度）。

3. 点 "输入" 键确定，然后继续等待自检。

4. 点 "调出" 键，选择已编辑的程序，点 "输入" 键确定。

5. 放入酶标板，点 "开始" 键进行测定。

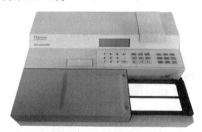

图 1-1-9　酶标仪

MK3.1 酶标仪定性程序编辑

1. 打开仪器电源开关，等待自检。

2. 先点"转换"键，再点"输入"键，进入"程序模块"，通过按"↑""↓"键选择"临界值"。

3. 点"输入"键确定，等待自检。

4. 点"测量模式"键后通过"↑""↓"键选择试剂所要求的检测方法（如单波长检测/双波长检测），点"输入"键确定。

5. 通过数字键输入试剂所要求的滤光片波长（如 492），点"输入"键确定。

6. 按"↑""↓"键选择"单孔空白"，点"输入"键。点击数字键设置空白孔的位置，点"输入"键。通过"↑""↓"键选择"每板都带空白"，点"输入"键确定。

7. 临界值（Cut-off）计算设置

（1）点击"计算模式"键，通过"↑""↓"键选择"临界值"，点"输入"键确定。

（2）点击"输入"键，然后按试剂 Cut-off 值计算要求点数字键输入方程，最后点"输入"键确定。注意：输入字母时先按"转换"键随后在数字键上找对应的字母输入。

8. 按试剂盒要求输入阳性对照孔的数目和自己设定的阳性对照孔位置，分别点击"输入"键确定。

9. 按试剂盒要求输入阴性对照孔的数目及自己设定的阴性对照孔位置，分别点击"输入"键确定。

10. 点击"输入"键跳过"灰色区域"。

11. 根据试剂盒说明在"结果判断"中按"↑""↓"键选择判断方向。

12. 点"贮存"键后按数字键输入程序号，然后再点"输入"键确定。再次点击"输入"键贮存。

MK3.1 酶标仪定量程序编辑

1. 打开仪器电源开关，等待自检。

2. 先点"转换"键再点"输入"键进入"程序模块"，通过按"↑""↓"键选择"曲线定量"。点击"输入"键确定，等待设备自检。

3. 点击"测量模式"键后通过"↑""↓"键选择试剂盒所要求的检测方法（如单波长检测/双波长检测），点"输入"键确定。

4. 通过数字键输入试剂所要求的滤光片波长（如 492），点"输入"键确定。

5. 若试剂中有浓度为 0 的标准品则选择"无试剂空白"，否则选择"单孔空白"，点"输入"键。点数字键设置空白孔的位置，再点"输入"键。通过"↑""↓"键选择"每板都带空白"，点"输入"键确定。

6. 曲线定量计算设置

（1）点"计算模式"键，按"↑""↓"键选择"曲线定量"并点"输入"键。

（2）点数字键输入试剂盒中规定的标准品个数，点"输入"键确定。

（3）若不需要做标准品重复，则直接按"输入"键，若需要做重复孔，则输入重复的数量。

（4）输入自己设定好的各个标准品的浓度及位置，点"输入"键确定。

（5）通过"↑""↓"键选择"每板都带标准"并点"输入"键确定。

（6）通过"↑""↓"键选择所需使用的单位（若无合适的单位，则选择无单位）。

（7）按试剂说明书选择坐标类型（一般选择线性或非线性）。

7. 点"贮存"键后按数字键输入程序号，并点"输入"键确定，再次点击"输入"键贮存。

【注意事项】

1. 预热机器 5min 即可，无须长时间预热。

2. 请确认已将微孔板放入卡槽，再按"开始"键进行检测。如果没有正确放好，可能会将微孔板卡到入口处，损坏仪器。

3. 酶标仪使用结束后，及时关闭电源，以延长灯泡的使用寿命。

4. Thermo Multiscan MK3.1 酶标仪内共有 4 种滤光片可供选择：405nm、450nm、492nm 及 630nm，如不能满足使用需另外订购添加。

九、电　泳　仪

电泳仪是为电泳设备提供实验所需的电压、电流和功率等相关电源的一种开关电源设备。依据实验要求的不同可采用不同的电泳仪。电泳技术是免疫学、遗传学及分子生物学研究不可缺少的重要分析手段。

【基本原理】　电泳是指混悬于溶液中的样品荷电颗粒，在电场影响下向着与其自身带相反电荷的电极移动。生物学上的重要物质如蛋白质、核酸及同工酶等，在溶液中能吸收或给出氢离子从而带电。因此，它们在电场影响下，在不同介质中的运动速度及方向是不同的。

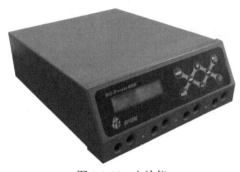

图 1-1-10　电泳仪

【使用方法】　以百晶 BG-Power 600 通用电泳仪为例（图 1-1-10）。

（一）快速使用模式

1. 设置电压、电流或者功率的数值。此时液晶屏上显示光标在运行模式选项上，使用选择键切换设置模式，切换键调整光标至需要修改的参数（个、十、百位均可修改）位置上，按选择键调整参数大小。电流或者功率数值设置的步骤同上。

2. 设置时间数值。系统默认时间为 999min，如需调整，按切换键将光标移动到适当位置，按选择键调整数值。最后，按运行或暂停键开始。

（二）编程模式

1. 储存一个程序。选择一个程序，设置电压、电流或功率，运行后将被储存到当前编号程序上。本仪器可以储存 12 个电泳程序。

2. 选择一个程序。按选择键选择储存程序编号，按确认键调出此程序，查看无误后可直接开始运行；如需修改，参考快速使用模式调节步骤。修改后的数值将在运行后被储存到当前编号程序上。

【注意事项】

1. 电泳仪通电进入工作状态后，禁止人体接触电极、电泳物及其他可能带电部分，也不能在电泳槽内取放东西，如需要应先断电，以免触电。

2. 仪器通电后，不要临时增加或拔除输出导线插头，以防短路现象发生，虽然仪器内部附设有保险丝，但短路现象仍有可能导致仪器损坏。

3. 由于不同介质支持物的电阻值不同，电泳时所通过的电流量也不同，其泳动速度及泳至终点所需时间也不同，故不同介质支持物的电泳不要同时在同一电泳仪上进行。

4. 在总电流不超过仪器额定电流时（最大电流范围），可以多槽并联使用，但需要负载再开机，否则电压表指针将大幅度跳动，容易造成不必要的人为机器损坏。

5. 使用过程中发现异常现象，如较大噪声、放电或异常气味，须立即切断电源，进行检修，以免发生意外事故。

十、放射免疫 γ 计数仪

放射免疫 γ 计数仪是一种利用放射性同位素示踪技术的灵敏性和免疫学反应的特异性，对生物样品中物质含量进行微量测定分析的 γ 射线计数器。具有测量速度快、探头一致性好、操作简单方便及稳定可靠等优点。

【基本原理】　放射免疫 γ 计数仪所测量的对象是示踪放射性同位素的强度。测量中应用较多的标记物是 ^{14}C，^{3}H，^{125}I 和 ^{131}I。^{14}C 和 ^{3}H 放射出的是软 β 射线，^{125}I 和 ^{131}I 放射出的是 γ 射线。采用 ^{125}I 放射出的 γ 射线作为测量对象具有以下优点：①γ 射线比 β 射线更容易探测；②I 原子具有高度的化学活泼性，可以用比较简单的方法来标记抗原和抗体；③^{125}I 具有比较合适的半衰期（59.7d），放射出的 γ 射线能量也较低（35.5keV），便于防护。因此 ^{125}I 在临床医学中应用最多，成为放射免疫测定设备的主要测量对象。

由于测量的对象是低能的 γ 射线辐射，所以放射免疫测定使用的是闪烁 γ 计数仪。测量过程：从样品放射出来的 γ 射线打到 NaI 晶体上，NaI 晶体将 γ 射线辐射转换成弱光子辐射，光子打到光电倍增管上，光电倍增管将光子信号转换成很弱的脉冲电信号，光电倍增管输出的微弱电脉冲信号，经过放大和成型等处理后，送到信号幅度分析器，去掉电器热噪声和幅度过高的宇宙射线所产生的干扰信号后，在一定的时间内对样品进行脉冲信号的计数，最后由微机对所得的计数值进行分析和计算，得到所要的测量结果，结果可以单因子输出。

【使用方法】　以 FM-2000 放射免疫 γ 计数仪为例。

1. 将待测样品按照顺序插入测量孔中。

2. 打开仪器、电脑和打印机。

3. 打开专用程序。

4. 新建或者选择用户程序。

（1）新建用户程序。

1）编制操作者测量样品所需要的一切参数，只有首次使用时才需要初始化数据，正常测量时无须进入本窗口。

2）输入并选定"编程人员""检测类别""项目名称"。

3）选定核素：^{125}I 和 ^{57}Co（^{57}Co 为选配）。

4）有单计数、结合率及放免曲线等工作方式。

5）输入药盒数据：可选择输入"药盒厂家""药盒批号""分离方法""项目单价""标本类型"等，这些数据是输出测量数据报告和工作量统计用数据。

6）选择测量时间：选择范围为 6～400s。

7）输入正常范围并自动判断结果。

8）选择标准曲线，有 Ln-Logit 直线、3/2 次方程、四参数方程、单位质量点定律、样条函数、光滑样条函数等。

9）选择并输入质控。

（2）打开用户程序。

如果测量方式与前面设定的程序相同，则只需打开先前设定的用户程序，进入测量操作程序，其中参数可以修改。

【注意事项】

1. 待测样品需要按照测量顺序插入。
2. 避免放射性物质溅到仪器上。
3. 测量结束后，样品要及时从计数器中取出，置铅桶中待衰变。
4. 使用完毕后，及时关闭电源。

十一、分光光度计

分光光度计是将成分复杂的光分解为光谱线的仪器。测量范围一般包括波长 380～780nm 的可见光区和波长 200～380nm 的紫外光区。不同的光源都有其特有的发射光谱，因此可采用不同的发光体作为仪器的光源。分光光度计常用于核酸、蛋白定量及细菌生长浓度的定量等。

【基本原理】 分光光度计主要由光源、单色器、样品室、检测器、信号处理器和显示与存储系统组成。分光光度计采用一个可以产生多个波长的光源，通过系列分光装置，从而产生特定波长的光源，光线透过测试的样品后，部分光线被吸收，计算样品的吸光值，从而转化成样品的浓度。样品的吸光值与样品的浓度成正比。

单色光辐射穿过被测物质溶液时，被该物质吸收的量与该物质的浓度和液层的厚度（光路长度）成正比，其关系如下：

$$A=-\lg(I/I_0)=-\lg T=kLc$$

式中：A，吸光度；I_0，入射的单色光强度；I，透射的单色光强度；T，物质的透射率；k，摩尔吸收系数；L，被分析物质的光程，即比色皿的边长；c，物质的浓度。

物质对光的选择性吸收波长，以及相应的吸收系数是该物质的物理常数。当已知某物质在一定条件下的吸收系数后，可用同样条件将该供试品配成溶液，测定其吸收度，即可由上式计算出供试品中该物质的含量。在可见光区，除某些物质对光有吸收外，很多物质本身并没有吸收，但可在一定条件下加入显色试剂或经过处理使其显色后再测定，故又称比色分析。由于显色时影响呈色深浅的因素较多，且常使用单色光纯度较差的仪器，故测定时应用标准品或对照品同时操作。

【使用方法】 以 722E 型分光光度计为例（图 1-1-11）。

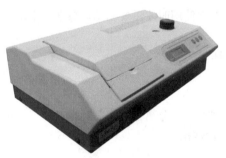

图 1-1-11　722E 型分光光度计

1. 样品测试前的准备。

（1）打开电源开关，仪器预热 20min。

（2）用"波长设置"旋钮将波长设置在将要使用的分析波长位置上。

（3）打开样品室盖，将挡光体插入比色皿架，并将其推或拉入光路。

（4）盖好样品室盖，按"0%T"键调透射比零（在 T 方式下）。仪器在不改变波长的情况下，一般无须再次调透射比零。仪器长时间使用过程中，有时 0%T 可能会产生漂移。调整 0%T 可提高此时数据的准确度。

（5）取出挡光体，盖好样品室盖，按"100%T"键调 100%投射比。

2. 如果需要获得被测样品的透射比参数时，采用透射比方式。

（1）按"方式键"（MODE）将测试方式设置为透射比方式：显示器显示"×××.×"。

（2）用"波长设置"按钮设置需要的分析波长。每当波长被重新设置后，不要忘记调整 100.0%T。

（3）将参比溶液和被测溶液分别倒入比色皿中。比色皿内的溶液高度不应低于 25mm（约

2.5ml），否则会影响测试数据的准确度。被测试的样品中不能有气泡和漂浮物，否则会影响测试参数的精确度。

（4）打开样品室盖，将盛有溶液的比色皿分别插入比色皿槽中，盖上样品室盖。一般情况下，参比样品放在样品架的第一个槽位中。仪器所附的比色皿，其透射率是经过测试匹配的，未经匹配处理的比色皿将影响样品的测试精度。

（5）将参比溶液推入光路中，按"100%"键调整100.0%T。

（6）仪器在自动调整100%T的过程中，显示器显示"BLA"。当100.0%T调整完成后，显示器显示"100.0%T"。

（7）将被测溶液推或拉入光路中，此时，显示器上所显示的是被测样品的透射比参数。

3. 如果需要获得被测样品的吸光度参数时，采用吸光度方式。

（1）按"方式键"（MODE）将测试方式设置为吸光度方式：显示器显示"×.×××"。

（2）用"波长设置"按钮设置想要的分析波长。

（3）每当波长被重新设置后，请不要忘记调整0Abs。

（4）将参比溶液和被测溶液分别倒入比色皿中。

（5）打开样品室盖，将盛有溶液的比色皿分别插入比色皿槽中，盖上样品室盖。

（6）将参比溶液推入光路中，按"100%T"键调整0Abs。

（7）仪器在自动调整100%T的过程中，显示器显示"BLA"，当100/0%T调整完成后，显示器显示"0.000"。

（8）将被测溶液推或拉入光路中，显示器上所显示的是被测样品的吸光度参数。

【注意事项】

1. 开机前，先确认仪器样品室内是否有物品挡在光路上。光路上有物品将影响仪器自检甚至造成仪器故障。

2. 每当波长被重新设置后，请不要忘记调整100.0%T。

3. 比色皿的透光面不能有指印溶液痕迹。否则，将影响样品的测试精度。

十二、离　心　机

离心机是利用离心力，分离液体与固体颗粒或液体与液体的混合物中各组分的仪器。目前实验室常用的是电动离心机。

【基本原理】　离心是利用离心机转子高速旋转产生的强大离心力，加快液体中颗粒的沉降速度，将样品中不同沉降系数和浮力密度的物质分离开。离心机的作用原理有离心过滤和离心沉降两种。离心过滤是悬浮液在离心力场下产生的离心压力，作用在过滤介质上，使液体通过过滤介质成为滤液，而固体颗粒被截留在过滤介质表面，从而实现液-固分离；离心沉降是利用悬浮液（或乳浊液）密度不同的各组分在离心力场中迅速沉降分层的原理，实现液-固（或液-液）分离。

离心机有一个绕本身轴线高速旋转的圆筒，称为转鼓，通常由电动机驱动。悬浮液（或乳浊液）加入转鼓后，被迅速带动与转鼓同速旋转，在离心力作用下各组分分离。通常转鼓转速越高，分离效果也越好。

【使用方法】　以Eppendorf Centrifuge 5804离心机为例（图1-1-12）。

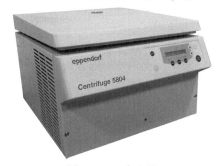

图1-1-12　离心机

1. 连接电源，打开仪器开关。

2. 根据盛放样品的离心管的大小，安放转子，用六角扳手按顺时针方向上紧，将离心管平衡放入，盖上转头盖（大转头的盖子应该旋紧），正确关上离心机盖子，使 Open 键上的指示灯变亮。

3. 通过 Speed 键、Time 键、Temp 键和▲、▼键来调整离心的参数。以 Speed 的设定为例，按 Speed 键使速度值呈现闪烁状态，再用▲、▼键来更改数值；如果要设定离心力（rcf），重复按 Speed 键直到离心力符号（＊）出现在速度值的左边，便可进行设定。

4. 参数设定完后，按 Start 键开始运行程序，运行过程中，屏幕显示当前速度或离心力及剩余时间。

5. 运行结束或按 Stop 键终止运行后，转子逐渐减速直至停止，当 Open 键上的指示灯亮起时，可按 Open 键打开机盖。

【注意事项】

1. 离心机必须配平，不同型号管子离心时，需用天平称量，重量相等以后才可对称放入离心。

2. 有机及易腐蚀性样品，需检查是否渗漏，离心后清理离心机内腔。

3. 离心机如有噪声或机身振动时，应立即切断电源，即时排除故障。

4. 在离心过程中，操作人员不得离开离心机室，一旦发生异常情况操作人员不能关电源，要按 Stop 键。

第二章 常用试剂及配制

本章对病原生物学实验中常用的各种试剂、染色液及培养基的用途和配制方法做了全面介绍，方便专业教师和学生在工作和学习过程中进行查阅。

一、常用染色液的配制

1. 革兰氏染色液

【用途】 用于细菌的革兰氏染色。该染色法能将革兰氏阳性菌染成紫色，革兰氏阴性菌染成红色，有助于细菌的鉴别诊断。

【配制方法】

（1）初染液（结晶紫染液）：称取结晶紫 8g，溶于 100ml 95%乙醇中制成结晶紫乙醇饱和液。取 20ml 饱和液与 1%草酸铵溶液 80ml 混合，放置 24h，过滤后备用。

（2）媒染液（卢格碘液）：先将 2g 碘化钾溶解于 10ml 蒸馏水中，再加 1g 碘，待碘全部溶解后补足蒸馏水至 300ml 即成。

（3）脱色液：95%乙醇（分析纯）。

（4）复染液（稀释石炭酸品红液）：先将 1g 碱性品红、95%乙醇 10ml 加入 90ml 5%石炭酸水溶液中，混匀，制成石炭酸品红液。取 10ml 石炭酸品红液加 90ml 蒸馏水混匀即成。

2. 齐-内（Ziehl-Neelsen）抗酸染色液

【用途】 抗酸染色液主要用于分枝杆菌属细菌的染色。可将抗酸菌染成红色，将非抗酸菌及其他细菌等染成蓝色。

【配制方法】

（1）初染液（石炭酸品红染液）：称取 4g 碱性品红溶于 100ml 95%乙醇中制成饱和液，即为碱性品红酒精饱和液。取 10ml 碱性复红酒精饱和液与 5%石炭酸水溶液 90ml 混匀即成石炭酸品红染液。

（2）脱色液（3%盐酸酒精）：将 3ml 浓盐酸加至 97ml 95%乙醇中，混匀即可。

（3）复染液（吕氏亚甲蓝染液）：称取亚甲蓝 2g 溶于 95%乙醇 100ml 中制成亚甲蓝饱和液。量取 30ml 亚甲蓝饱和液与 70ml 氢氧化钾水溶液（1：10000）混合即成吕氏亚甲蓝染液。

3. 魏曦鞭毛染色液

【用途】 用于细菌鞭毛染色，判断细菌是否有动力。

【配制方法】

（1）甲液：将 20%十二水合硫酸铝钾溶液 2ml、5%石炭酸水溶液 5ml 和 20%鞣酸溶液 2ml 混合即可。

（2）乙液：品红乙醇饱和液。

（3）临用时将甲液与乙液按照 9：1 的比例混合后过夜，次日过滤后使用。

【注意事项】 该染液配制完成后 3 天内使用效果最好。

4. Hiss 硫酸铜法荚膜染色液

【用途】 主要用于细菌荚膜的染色法。可将菌体和背景着色，而荚膜不着色，使菌体外周呈现一个透明圈。

【配制方法】

（1）第一液：结晶紫乙醇饱和液 5ml 与蒸馏水 95ml 混匀即可。

（2）第二液：20%（200g/L）硫酸铜水溶液。

5. Moeller 芽孢染色液

【用途】 主要用于细菌芽孢的染色。该染色法将芽孢染成红色，菌体染成蓝色。

【配制方法】

（1）初染液：先将 1g 碱性品红、95%乙醇 10ml 加入 5%石炭酸水溶液 90ml 中，混匀，制成石炭酸品红和液。

（2）处理液：5%亚硫酸钠溶液。

（3）复染液：先将 0.3g 碱性亚甲蓝加至 95%乙醇 30ml 中，待其完全溶解后再加入 0.01% 氢氧化钾溶液 100ml，混匀即可。

6. 阿氏（Albert）染色液

【用途】 多用于白喉棒状杆菌异染颗粒的染色。

【配制方法】

（1）甲液：称取甲苯胺蓝 0.15g 和孔雀绿 0.2g 放于研钵内，加 95%乙醇 2ml 研磨，使其溶解，然后边研磨边加冰醋酸 1ml 和适量蒸馏水，最后用蒸馏水定容至 100ml。储存于瓶内，置室温过夜，次日用滤纸过滤后装入棕色瓶内，避光保存备用。

（2）乙液：碘化钾 3g，溶解于少许蒸馏水中，加碘 2g，充分摇匀振荡，待完全溶解后加蒸馏水定容至 300ml。

7. 铁苏木精染色液

【用途】 用于阿米巴及蓝氏贾第鞭毛虫滋养体和包囊的永久性染色。

【配制方法】

（1）贮存液 A：苏木精晶体 1g 溶于 95%乙醇 100ml 中，置于阳光下 1 周后过滤。

（2）贮存液 B：硫酸铵铁 1g，硫酸亚铵铁 1g，盐酸 1ml，加蒸馏水 97ml 混合而成。

（3）褪色液：取 25ml 饱和的苦味酸水溶液加入 25ml 蒸馏水中混匀即可。

在染色前 4h 配制应用染液，即取贮存液 A 和 B 各 25ml 混合而成。

8. 吉姆萨染液

【用途】 用于血液涂片、血细胞、疟原虫厚血膜的染色。

【配制方法】 将 1g 吉姆萨染料加入 66ml 甘油，混匀，60℃保温溶解 2h，再加入 66ml 甲醇混匀，即配成吉姆萨染液，此液用 0.01mol/L PBS（pH 7.0）稀释 10 倍左右就可以使用。

9. 瑞特染液

【用途】 用于血液涂抹标本、血细胞、疟原虫厚血膜的染色。

【配制方法】 瑞特染粉 0.1g，甲醇 60ml。将瑞特染粉 0.1g 放入清洁研钵中，先加少量甲醇充分研磨至染料充分溶解。将已溶解的染料倒入棕色试剂瓶中，再加入全部甲醇，研磨至染料完全溶解。置于室温下，1 周后即可使用。

【注意事项】

（1）血片放置过久易褪色。

（2）新配制的染液效果较差，放置时间越久，染色效果越好。

（3）久置应密封，防止甲醇挥发或者被氧化为甲酸。

（4）染液中可加入 1～2ml 中性甘油防止甲醇挥发，同时使细胞着色清晰。

10. 金胺-酚-改良抗酸染色液

【用途】 用于隐孢子虫卵囊染色检查。

【配制方法】

（1）A 液：金胺 0.1g，石炭酸 5.0g，溶于 100ml 蒸馏水中。

（2）B 液：盐酸 3ml，溶于 100ml 95%乙醇中。

（3）C 液：高锰酸钾 0.5g，溶于 100ml 蒸馏水中。

（4）D 液：酸性品红 4.0g，95%乙醇 20ml，石炭酸溶液 8ml，溶于 100ml 蒸馏水中。

（5）E 液：浓硫酸 10ml 缓缓加入 90ml 蒸馏水中，边加边摇。

（6）F 液：孔雀绿 0.2g 溶于 100ml 蒸馏水中。

【注意事项】　以上溶液需避光保存。

二、免疫学常用试剂的配制

1. 1mol/L Tris-HCl（pH 6.8）缓冲液

【用途】　用于 Western blot 实验。

【配制方法】　称取 Tris 121.1g，置于 1L 容量瓶中，加入约 800ml 蒸馏水，磁力搅拌使其完全溶解，用浓盐酸调 pH 至 6.8，将溶液定容至 1L。

【注意事项】　应使溶液冷至室温后再调定 pH，因为 Tris 溶液的 pH 随温度的变化差异很大，温度每升高 1℃，溶液的 pH 大约降低 0.03。

2. 1mol/L Tris-HCl（pH 8.8）缓冲液

【用途】　用于 Western blot 实验。

【配制方法】　称取 Tris181.7g，置于 1L 容量瓶中，加入约 800ml 蒸馏水，磁力搅拌使其完全溶解，用浓盐酸调节 pH 至 8.8，将溶液定容至 1L。

【注意事项】　应使溶液冷至室温后再调定 pH，因为 Tris 溶液的 pH 随温度的变化差异很大，温度每升高 1℃，溶液的 pH 大约降低 0.03。

3. 10% SDS 溶液

【用途】　用于 Western blot 实验。

【配制方法】　称取十二烷基硫酸钠（SDS）粉末 1g，加入 10ml 蒸馏水，磁力搅拌使其完全溶解，室温保存。

4. 30%聚丙烯酰胺

【用途】　用于 Western blot 实验。

【配制方法】　称取丙烯酰胺 29g，加入 60ml 蒸馏水，磁力搅拌使其完全溶解，加入甲叉双丙烯酰胺 1g，磁力搅拌使其完全溶解，定容至 100ml，过滤后室温避光保存。

5. 10%过硫酸铵

【用途】　用于 Western blot 实验。

【配制方法】　称取 0.1g 过硫酸铵溶入 1ml 蒸馏水中使其完全溶解。4℃保存，保存时间不超过 1 周。

6. 垂直电泳缓冲液（10×）

【用途】　用于 Western blot 实验。

【配制方法】　称取 Tris 碱 30.3g、甘氨酸 187.7g、SDS 粉末 10g，加入蒸馏水 800ml，磁力搅拌使其完全溶解，蒸馏水定容至 1000ml，4℃保存备用。

7. 转移缓冲液

【用途】　用于 Western blot 实验。

【配制方法】　称取甘氨酸 2.9g、Tris 碱 5.8g、SDS 粉末 0.37g，加入蒸馏水 600ml，磁力搅拌使其完全溶解，加入甲醇 200ml，蒸馏水定容至 1000ml，4℃保存备用。

8. 0.05mol/L 巴比妥缓冲液（pH 8.6）

【用途】　用于免疫电泳实验。

【配制方法】 称取 10.3g 巴比妥钠，溶入 900ml 蒸馏水中，磁力搅拌使其完全溶解后，加入 1.84g 巴比妥，蒸馏水定容至 1000ml。

9. 0.1mol/L 巴比妥缓冲液（pH 8.6）

【用途】 用于免疫电泳实验。

【配制方法】 称取 10.3g 巴比妥钠，溶于 450ml 蒸馏水中，磁力搅拌使其完全溶解，加入 1.84g 巴比妥，蒸馏水定容至 500ml。

10. 1% 琼脂凝胶

【用途】 用于免疫沉淀实验。

【配制方法】 称取 1g 琼脂粉加入 50ml 蒸馏水中，煮沸使琼脂溶解，然后加入 0.1mol/L 巴比妥缓冲液（pH 8.6）50ml，同时加 1/10 000 硫柳汞，4℃冰箱保存备用。

11. 凝胶指示剂

【用途】 用于免疫电泳实验。

【配制方法】 称取葡萄糖 0.5g、氨基黑 0.1g，加入 20ml 巴比妥缓冲液（0.05mol/L，pH 8.6）中，磁力搅拌使其完全溶解，保存于 4℃冰箱备用。

12. 巴比妥缓冲液储存液（pH 7.4）

【用途】 用于补体参与的相关实验。

【配制方法】 称取巴比妥钠 1.88g、巴比妥 2.88g、氯化钠 42.5g、1mol/L 氯化镁溶液 2.5ml、1mol/L 氯化钙溶液 0.25ml，加入蒸馏水 800ml，磁力搅拌使其完全溶解，加蒸馏水定容至 1000ml，过滤后 4℃冰箱保存。

【注意事项】

（1）用蒸馏水 5 倍稀释即为应用液。

（2）当日配制，当日使用，12h 后弃之不用。

13. 0.4% 酚红溶液

【用途】 用于 E 花环形成实验。

【配制方法】 称 0.4g 酚红置于玻璃研钵中，逐滴加入 0.1mol/L 的氢氧化钠溶液 11.28ml，边加边研磨，使酚红完全转变为钠盐而溶于水中，然后加蒸馏水定容至 100ml，滤纸过滤后使用。

14. 硼酸缓冲液（0.1mol/L，pH 8.4）

【用途】 用于免疫复合物测定实验。

【配制方法】 称取硼酸 0.51g、硼砂 0.64g，加入蒸馏水 80ml，磁力搅拌使其完全溶解，蒸馏水定容至 100ml，4℃保存备用。

15. 4.2% PEG 硼酸缓冲液

【用途】 用于免疫复合物测定实验。

【配制方法】 称取 PEG-6000 4.2g，溶解于 80ml 硼酸缓冲液（0.1mol/L，pH 8.4）中，磁力搅拌使其完全溶解，蒸馏水定容至 100ml，4℃保存备用。

三、常用细菌培养基的制备

1. 普通琼脂培养基

【用途】 主要用于细菌培养及传代等。

【配制方法】 培养基成分：蛋白胨 10g/L，牛肉粉 3g/L，氯化钠 5g/L，琼脂 15g/L。

称取上述成品 3.3g，加热搅拌溶解于 100ml 蒸馏水中，pH 调至 7.3±0.1，121℃高压灭菌 15min，备用。

2. 半固体琼脂培养基

【用途】 主要用于细菌的动力实验。

【配制方法】 培养基成分：蛋白胨 10g/L，牛肉浸粉 3g/L，氯化钠 5g/L，琼脂 4g/L。

称取上述成品 2.2g，加热搅拌溶解于 100ml 蒸馏水中，煮沸溶解，调 pH 至 7.4±0.1，分装至小试管，121℃高压灭菌 15min，直立凝固备用。

3. 营养肉汤培养基

【用途】 用于细菌培养、转种、复苏、增菌等，也可用于消毒效果的检测。

【配制方法】 培养基成分：胰蛋白胨 15g/L，植物蛋白胨 5g/L，氯化钠 5g/L。

称取上述成品 25.0g，加热搅拌溶解于 1000ml 蒸馏水中，调 pH 至 7.2±0.2（25℃），分装至试管，121℃高压灭菌 15min，备用。

4. 葡萄糖肉汤培养基

【用途】 用于营养苛求菌培养或肠道菌产气试验。

【配制方法】 培养基成分：蛋白胨 10g/L，牛肉膏 5g/L，氯化钠 5g/L，葡萄糖 10g/L。

称取上述成品 30g，加热搅拌溶解于 1000ml 蒸馏水中，调 pH 至 7.2～7.4，分装，115℃高压灭菌 10min，备用。

5. 伊红-亚甲蓝琼脂培养基

【用途】 弱选择性培养基，主要用于肠道菌的选择性分离，特别是大肠埃希菌。

【配制方法】 培养基成分：蛋白胨 10g/L，乳糖 10g/L，磷酸氢二钾 2g/L，琼脂 15g/L，伊红 0.4g/L，亚甲蓝 0.065g/L。

称取上述成品 3.74g，加热搅拌溶解于 100ml 蒸馏水中，调节 pH 至 7.0～7.3，115℃高压灭菌 10min，备用。

【注意事项】 放置阴凉干燥处保存。

6. 沙门-志贺氏（Salmonella Shigella，SS）琼脂培养基

【用途】 选择性培养基，用于沙门菌及志贺菌的选择性分离培养。

【配制方法】 培养基成分：牛肉粉 5g/L，蛋白胨 5g/L，乳糖 10g/L，3 号胆盐 8.5g/L，枸橼酸钠 8.5g/L，硫代硫酸钠 8.5g/L，柠檬酸铁 1g/L，中性红 0.025g/L，煌绿 0.000 33g/L，琼脂 17g/L。

称取上述成品 63.53g，溶于 1000ml 蒸馏水中，调节 pH 至 6.9～7.1，加热煮沸，不必高压蒸汽灭菌，冷至 45～50℃倾入无菌平板。

7. 克氏双糖铁琼脂培养基

【用途】 用于细菌生化试验（葡萄糖，乳糖）。

【配制方法】 培养基成分：蛋白胨 20g/L，牛肉粉 3g/L，氯化钠 5g/L，酵母浸粉 3g/L，乳糖 10g/L，葡萄糖 1g/L，枸橼酸铁铵 0.5g/L，硫代硫酸钠 0.5g/L，琼脂 12.0g/L，酚红 0.024g/L。

称取上述成品 55g，加热搅拌溶解于 1000ml 蒸馏水中，调 pH 至 7.2～7.6，分装于试管内 3/4 左右高度，115℃高压灭菌 10min，放置高层斜面，备用。

8. 亚碲酸钾血琼脂培养基

【用途】 用于白喉棒状杆菌的分离培养。

【配制方法】 培养基成分：蛋白胨 10g/L，牛肉浸粉 3g/L，氯化钠 5g/L，葡萄糖 2g/L，L-胱氨酸 0.1g/L，琼脂 13.0g/L。

称取上述成品 33.1g，加热搅拌溶解于 1000ml 蒸馏水中，调 pH 至 7.5～7.7，115℃高压灭菌 10min，冷至 45～50℃时，每 100ml 培养基中加入无菌 1%亚碲酸钾溶液 4.5ml 和无菌脱纤维羊血或兔血 10ml，混匀，倾入无菌平皿，备用。

9. 改良沙氏琼脂培养基

【用途】 用于真菌培养。

【配制方法】 培养基成分：蛋白胨 10g/L，麦芽糖 20g/L，琼脂 18g/L。

称取上述成品 48g，加热搅拌溶解于 1000ml 蒸馏水中，分装于三角瓶内，115℃高压火菌 10min，冷至 50℃左右时（可以加入过滤除菌的氯霉素，使其最终浓度为 50μg/ml，混匀），倾入无菌平板。

10. 玉米粉琼脂培养基

【用途】 用于真菌培养及鉴定。

【配制方法】 培养基成分：玉米浸粉 7g/L，琼脂 15g/L。

称取上述成品 22g，加热搅拌溶解于 1000ml 蒸馏水中，调 pH 至 5.8～6.2，121℃高压灭菌 15min，备用。

11. 1%吐温-80 玉米琼脂培养基

【用途】 用于鉴定白假丝酵母菌和霉菌（产芽管试验）。

【配制方法】 培养基成分：玉米浸粉 7g/L，琼脂 15g/L。

称取上述成品 22g，另取 10g 吐温-80，混匀，加热搅拌溶解于 1000ml 蒸馏水中，调 pH 至 5.8～6.2，分装，121℃高压灭菌 15min，备用。

12. 疱肉培养基

【用途】 用于厌氧芽孢梭菌的检验及厌氧菌的增菌培养。

【配制方法】 培养基成分：蛋白胨 30g/L，牛肉浸粉 3g/L，酵母浸粉 5g/L，可溶性淀粉 2g/L，葡萄糖 3g/L，磷酸二氢钠 5g/L。

称取上述成品 48g，加入 1000ml 蒸馏水，加热溶解并不停搅拌，煮沸 1min，调 pH 至 7.0～7.4。取碎肉渣分装于大试管 2～3cm 高，将上述液体培养基分装至每管内超过肉渣表面约 1cm。121℃高压灭菌 15min，备用。

第二篇 经典实验

第一章 医学免疫学经典实验

实验一 ABO 血型鉴定

【实验目的】

1. 掌握 ABO 血型鉴定的实验原理。

2. 熟悉其操作方法及应用。

【实验原理】 血型是红细胞膜上特异抗原的类型。在 ABO 血型系统中，根据人类红细胞膜上有没有 A 抗原和（或）B 抗原，将血型分为 A 型、B 型、O 型和 AB 型四种。红细胞膜上有 A 抗原的为 A 型血，该血清中含有抗 B 抗体；红细胞膜上有 B 抗原的为 B 型血，该血清中含有抗 A 抗体；红细胞膜上不含 A 抗原和 B 抗原的为 O 型血，该血清中含有抗 A 抗体和抗 B 抗体；红细胞膜上同时有 A 和 B 两种抗原的为 AB 型血，该血清中既无抗 A 抗体也无抗 B 抗体。A、B 抗原位于细胞表面，与相应抗体结合会出现凝集现象。可以利用已知的针对 A 抗原或者 B 抗原的特异性抗体与受试者的红细胞混合，通过观察有无凝集现象，判定受试者细胞膜上有无 A 抗原和（或）B 抗原（表 2-1-1）。

表 2-1-1 ABO 血型中的抗原和抗体

血型	红细胞膜上所含的抗原	血清中所含的抗体
O	无 A 抗原和 B 抗原	抗 A 抗体和抗 B 抗体
A	A 抗原	抗 B 抗体
B	B 抗原	抗 A 抗体
AB	A 抗原和 B 抗原	无抗 A 抗体和抗 B 抗体

【实验材料】

1. **试剂** 标准抗 A 及抗 B 血清、碘伏、75%乙醇溶液、生理盐水等。

2. **其他** 载玻片、一次性使用无菌采血针、消毒棉签、消毒牙签等。

【实验方法】

1. 取洁净载玻片一张，用蜡笔在中间划分为二，各取一滴标准抗 A 血清和标准抗 B 血清分别滴在两侧，并于其上角做好标记。

2. 用消毒棉签蘸取碘伏，消毒被检者的耳垂或指尖，然后用消毒棉签蘸取乙醇脱碘，待酒精自然挥发后，用无菌采血针刺破皮肤采血。

3. 用消毒牙签的两端刮取血液，分别在抗 A 及抗 B 血清中搅拌均匀。

4. 用消毒棉签压迫采血部位止血。

5. 手持载玻片并前后左右转动，使抗血清和血液充分混匀，置室温 10～15min。在白色背景下观察有无凝集发生，如不易观察，可借助显微镜在低倍镜下观察。

【实验结果】 如发生凝集，可见红细胞呈小块状，背景液体澄清；未发生凝集者，红细胞均匀分散，液体浑浊。检查结果可参阅表 2-1-2。

表 2-1-2　不同血型检查结果

抗 A 血清	抗 B 血清	血型
+	−	A
−	+	B
−	−	O
+	+	AB

【注意事项】

1. 载玻片上要做好标记，防止抗血清加错而影响结果判断。

2. 牙签的两端不可混用。

3. 对被血液污染的采血针、牙签及棉签等，请放入消毒杯里，载玻片置入消毒缸里，千万不可将用过的采血针、牙签、棉签随便放在桌面上，以防传播疾病。

实验二　试管凝集试验

【实验目的】

1. 掌握试管凝集的原理及意义。

2. 熟悉其操作方法及应用。

【实验原理】　颗粒性的抗原与相应的抗体结合后，在一定的条件下，会出现肉眼可见的凝集现象。试管法是将定量的颗粒性抗原悬液与系列稀释的待检血清在试管中混合，如受检血清中含有相应抗体，则在一定条件下，抗原可与相应抗体结合而出现凝集现象。因此，可以根据是否出现凝集现象及抗原凝集的程度，判定待检血清中有无相应的抗体及其效价。本法在实验室中常用于测定免疫血清的效价，在临床上主要用于检测受试者血清中有无特异性抗体及其相对含量。

本试验以伤寒杆菌 H 抗原和 O 抗原为例测定受检血清中有无相应抗体及其效价。

【实验材料】

1. **试剂**　1∶10 稀释待检血清（0.1ml 血清原液＋0.9ml 生理盐水）、伤寒杆菌"H"诊断菌液、伤寒杆菌"O"诊断菌液、生理盐水。

2. **其他**　试管架、小试管、微量加样器等。

【实验方法】

1. 取洁净小试管 16 支，分两排排列于试管架上，每排 8 支，依次编号，每管加入生理盐水 0.5ml。

2. 将 1∶10 稀释的待检血清进行倍比稀释。取该血清 0.5ml，加入第一排中的第 1 管，与生理盐水混匀后，吸出 0.5ml 注入第 2 管，同样与生理盐水混合后吸出 0.5ml 注入第 3 管，以此类推稀释到第 7 管，最后自第 7 管中吸取 0.5ml 混合液弃去，第 8 管不加血清作对照管；第二排试管操作完全同第一排试管。此时每排试管从第 1 管至第 7 管血清的稀释度分别为 1∶20、1∶40、1∶80、1∶160、1∶320、1∶640、1∶1280。

3. 将第一排试管加入伤寒杆菌"H"诊断菌液，每管 0.5ml（由对照管开始，按照血清含量由低到高的顺序依次加入各管）。第二排试管加入伤寒杆菌"O"诊断菌液，方法同上。此时以上两排血清的稀释度分别为 1∶40、1∶80、1∶160、1∶320、1∶640、1∶1280、1∶2560。

4. 将各管振荡混匀，置 37℃水浴箱中 4～6h 或 37℃孵箱中过夜，次日取出观察凝集情况。

根据凝集情况判断待检血清中抗体的效价。

【实验结果】

1. 先观察盐水对照管。管底沉淀物呈圆形，小而厚，边缘整齐，轻轻振摇，细菌分散仍呈浑浊现象。

2. 观察实验管。注意观察"H"凝集与"O"凝集的区别，伤寒杆菌"O"抗原的凝集物呈颗粒状，相互连接呈片状，平铺于管底，不易摇碎。伤寒杆菌"H"凝集物呈棉絮状，悬浮于管底，轻摇容易升起和离散。按照从第1管到第7管的顺序观察各试验管，如有凝集，可见管底有凝集块，上面液体呈现不同程度的澄清，依照凝集块大小与液体澄清的程度而判断反应的强弱，并以"+"表示之。

"++++" 细菌完全凝集，管底可见大的颗粒状或絮状凝集块，液体澄清，轻摇时可见明显的颗粒状或絮状物升起。

"+++" 细菌大部分凝集，管底颗粒或絮状凝集块明显，液体轻度浑浊，轻摇时可见明显的颗粒或絮状物升起。

"++" 细菌部分凝集，管底有少量颗粒或絮状凝集块，液体较浑浊。

"+" 细菌极少数凝集，不易看到凝集块，液体浑浊。

"−" 不凝集，液体浑浊度与对照管相同。

3. 血清抗体的效价。以出现"++"凝集现象的最高血清稀释度作为该血清中抗体的效价。

【注意事项】

1. 抗原与抗体结合需要适当的比例，抗体浓度过高，可能不形成凝集，但如果把抗体适当稀释后又出现明显的凝集现象，这叫"前带"现象，判定结果时应加以鉴别。

2. 机体感染伤寒、副伤寒杆菌后会产生相应抗体。正常人因隐性感染，血清中可含有一定量的抗体。一般当 H 效价≥1∶160，O 效价≥1∶80 时，才有诊断意义。

3. 在试验中，为了避免由于电解质浓度和 pH 不适当等导致抗原非特异性凝集，出现假阳性反应，必须设不加血清的对照管。

实验三　间接胶乳凝集试验检测类风湿因子

【实验目的】

1. 掌握间接胶乳凝集试验检测类风湿因子的实验原理。

2. 了解其临床应用。

【实验原理】 类风湿因子（rheumatoid factor，RF）是以人或动物变性 IgG 分子 Fc 片段为靶抗原的自身抗体。它易与人和动物变性 IgG 或免疫复合物中的 IgG 结合，而与天然 IgG 结合的能力较差。根据这一特点，将人变性 IgG 吸附于胶乳颗粒上作为检测试剂，与待检血清混合，若待检血清中含有 RF，则能够与致敏胶乳颗粒上的人变性 IgG 发生反应，出现凝集现象。RF 在类风湿关节炎（rheumatoid arthritis，RA）患者中的阳性检出率很高，也可见于系统性红斑狼疮（systemic lupus erythematosus，SLE）等其他自身免疫病。

【实验材料】

1. 试剂　人变性 IgG 致敏胶乳试剂、阳性及阴性对照血清、待测血清、生理盐水。

2. 其他　黑色背景反应板、试管、一次性滴管、牙签等。

【实验方法】

1. 将待测血清用生理盐水以 1∶20 比例稀释备用。

2. 在黑色背景反应板上，取 3 处，分别加稀释待测血清、阳性对照血清、阴性对照血清各 1 滴，然后每处均加 1 滴人变性 IgG 致敏胶乳试剂。

3. 搅拌混匀，2min 内观察结果。

【实验结果】 肉眼观察凝集结果，阳性对照应出现均匀一致的白色胶乳凝集颗粒，本底液体澄清，轻摇反应板，可见凝集颗粒象流沙样随液体流动。阴性对照应是与胶乳试剂一样，仍为白色乳液状。可参照阳性对照、阴性对照对待测血清做出判断。若需作效价测定，可将血清作倍比稀释，按照上述方法操作，以血清最高稀释度所出现的凝集作为 RF 效价。

【注意事项】

1. 使用前将胶乳试剂充分摇匀。

2. 待测血清和胶乳试剂的液滴大小要一致。

3. 待测血清和胶乳试剂要充分混匀。

4. 反应时以室温为宜。

实验四　单向琼脂扩散试验

【实验目的】

1. 掌握单向琼脂扩散试验的实验原理及实验操作要点。

2. 了解其实验操作过程。

【实验原理】 本试验为定量试验。将混有一定量抗体的琼脂倾注于载玻片上，待凝固后打孔，抗原加入孔内后，会由圆孔中央向四周扩散，形成浓度梯度，扩散过程中遇到相应抗体而发生反应，在抗原抗体比例合适处形成围绕孔的乳白色的沉淀环，环的大小与抗原含量成正比，因此用已知的不同浓度的抗原做实验绘制标准曲线，根据未知浓度抗原的沉淀环大小，可从标准曲线上查出具体含量（本试验以 IgG 定量测定为例）。

【实验材料】

1. 试剂

（1）0.1mol/L 巴比妥缓冲液（pH 8.6）。

（2）羊抗人 IgG 血清。

（3）参考血清：标准人免疫球蛋白参考血清。

（4）待测血清。

（5）1.3% 琼脂凝胶。

2. 其他　载玻片、不锈钢打孔器（外径 3mm）、5ml 注射器针头、微量加样器（10μl）、测量尺、10ml 吸量管、半对数坐标纸等。

【实验方法】

1. 参考血清的稀释　取冻干标准人免疫球蛋白参考血清，按说明书加蒸馏水溶解，用1/10 000 硫柳汞盐水稀释成 1mg/ml，以此为原液再按表 2-1-3 分别稀释成每毫升含 0.1mg、0.3mg、0.5mg、0.7mg、0.9mg 五种不同浓度。

表 2-1-3　参考血清的稀释

1mg/ml 参考血清（ml）	1/10 000 硫柳汞盐水（ml）	Ig 含量（mg/ml）
0.1	0.9	0.1
0.3	0.7	0.3
0.5	0.5	0.5
0.7	0.3	0.7
0.9	0.1	0.9

2. **制备琼脂板**　将 1.3% 琼脂凝胶加热熔化。待上述琼脂冷却至 50～60℃时（用手背触碰三角烧杯不烫），吸取 10ml 加入预先温热的小烧杯或试管中，立即加入适量抗体并混匀，用吸量管吸取 4ml 加到载玻片上，如此灌制两块板，静置待其凝固，剩余 2ml，弃之不用。

3. **打孔**　将凝固好的两块板用打孔器按照图 2-1-1 所示打孔，孔距 1.2～1.5cm，两排距离 1.5～2cm。

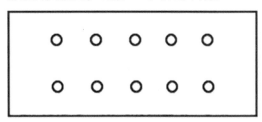

图 2-1-1　单向琼脂扩散试验打孔示意图

4. **加样**　取一块打好孔的琼脂板，加入上述稀释好的五种浓度的参考血清（第一排孔按浓度由低到高的顺序加入，第二排孔顺序相反），每孔 10μl。第二块板可加待测血清 1～5 份，每份待检血清做 2 个复孔。

5. 置湿盒内，37℃孵箱过夜，观察结果。

【**实验结果**】　用测量尺测量沉淀环的直径，以毫米（mm）为单位。以已知的抗原浓度为纵坐标，测量得到的沉淀环直径为横坐标，在半对数坐标纸上绘制标准曲线，可以根据待测样品沉淀环直径的大小，从标准曲线上查到 IgG 的含量。其结果见图 2-1-2 和图 2-1-3。

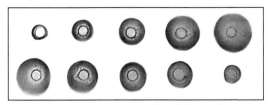

图 2-1-2　单向琼脂扩散试验结果示意图

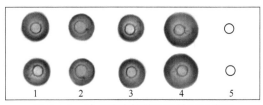

图 2-1-3　单向琼脂扩散试验结果示意图
1～4 列孔为 4 份待检血清，5 列为 1/10 000 硫柳汞盐水对照

【**注意事项**】

1. 加入免疫血清前琼脂的温度不宜高于 60℃，否则抗体易失活或导致效价降低。灌板时，免疫血清与琼脂要充分混匀，然后立即灌板，保温时间过长也容易影响抗体的效价。但温度低于 50℃，琼脂也容易凝固，所以试验所用小烧杯、吸量管及抗体等最好能适当预温。

2. 打孔时，应注意使孔的边缘规整。

3. 加样时，要将样品全部加到孔内，不要加到孔边琼脂表面。

4. 观察结果时，如果沉淀环不清楚，可用生理盐水洗涤 2～3 次，再泡在 1% 鞣酸内 10min，然后再测量。

实验五　双向琼脂扩散试验

【**实验目的**】

1. 掌握双向琼脂扩散试验的实验原理。

2. 熟悉倍比稀释的方法。

【**实验原理**】　将抗原和抗体分别加到琼脂板上相对应的孔中，两者各自向孔的周围扩散，如两者相对应，在扩散过程中相遇时，会发生抗原抗体反应，在最恰当的浓度比例处，形成肉眼可见的致密的白色沉淀线。观察沉淀线的位置、形状及对比关系，可对抗原或抗体进行定性分析（以标本中甲胎蛋白检测为例）。如固定抗原的浓度，把抗体做倍比稀释，则可以测定抗体的效价（以测定羊抗人 IgG 效价为例）。

【实验材料】

1. **试剂** 0.1mol/L 巴比妥缓冲液（pH 8.6）、甲胎蛋白诊断血清（抗体）、阳性对照血清、阴性对照血清、待测标本、羊抗人 IgG 抗体、1.2%琼脂凝胶、生理盐水等。

2. **其他** 载玻片、打孔器（外径 3mm）、5ml 注射器针头、微量加样器（10μl）、吸量管等。

【实验方法】

1. **稀释羊抗人 IgG 抗体**：用生理盐水将羊抗人 IgG 做倍比稀释，稀释度分别为 1：4、1：8、1：16、1：32、1：64。

2. **制备琼脂板** 加热熔化 1.2%琼脂凝胶。待上述琼脂冷却至 50～60℃时，用吸量管移取 4ml 灌板，静置待其凝固。

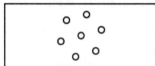

图 2-1-4 双向琼脂扩散试验打孔示意图

3. **打孔** 用打孔器打孔，孔间距为 5mm。孔的排列方式如图 2-1-4 所示。

4. **加样** 用微量加样器吸取 10μl 各种试剂，加到相应的孔中。如果做甲胎蛋白定性测定，则将甲胎蛋白诊断血清（抗体）加于中央孔，将阳性对照血清、阴性对照血清、待测标本加入周围孔中。若作抗体效价测定则于中央孔加适当浓度的人血清，于周围孔依次加入 1：4、1：8、1：16、1：32、1：64 稀释的羊抗人 IgG，如果抗体效价高，可继续稀释再做一块打孔板，同时要设生理盐水对照孔。加样时勿使样品外溢或在边缘残存小气泡，以免影响扩散结果。

5. 加样后的琼脂板置入湿盒内，置 37℃温箱中扩散 24～48h。

【实验结果】

1. 如果抗原抗体相对应，则会在抗原孔与抗体孔之间形成乳白色沉淀线。

2. 在定性试验中，沉淀线的形状与抗原特异性有关系，在相邻两抗原完全相同时，与抗体反应后，可出现两条沉淀线相互融合。反之，如相邻的两种抗原完全不同时，则沉淀线相互交叉；两种抗原部分相同时，则沉淀线部分融合。甲胎蛋白定性测定试验结果如图 2-1-5 所示。

3. 在羊抗人 IgG 效价测定试验中，以出现沉淀线的羊抗人 IgG 最高稀释度作为该抗体的效价，其结果如图 2-1-6 所示。

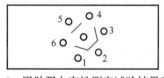

图 2-1-5 甲胎蛋白定性测定试验结果示意图
中间孔：诊断血清（抗体）；1孔，2孔：阳性对照血清；4孔：阴性对照血清；3孔，5孔，6孔：不同的待测检标本

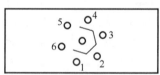

图 2-1-6 羊抗人 IgG 效价测定试验结果示意图
中间孔：人血清（抗原）；1～5孔：依次为不同稀释度的羊抗人 IgG；6孔：生理盐水对照孔

【注意事项】

1. **温度** 在一定范围内，温度越高扩散越快。通常反应温度为 0～37℃。在双向扩散时，为了保持沉淀线清晰、减少变形，可在 37℃下反应形成沉淀线，然后置于 4℃冰箱或室温中为佳。

2. **琼脂浓度** 通常情况下，琼脂浓度越大，抗原抗体扩散越慢，因而沉淀线出现也越慢。

3. **抗原孔与抗体孔之间的距离** 孔间距越大，沉淀线形成越慢；孔间距过小，沉淀线的密度过大，容易发生融合，有碍对沉淀线数目的确定，因此孔间距通常以 0.25～0.5cm 为宜。

4. 利用本试验测定抗体的效价时，中央孔抗原的浓度非常关键，浓度过高或过低都对试验结果造成直接影响，所以实验时最好将抗原抗体同时稀释，确定最适宜的反应浓度。

实验六　对流免疫电泳

【实验目的】

1. 掌握对流免疫电泳的实验原理。

2. 熟悉对流免疫电泳的操作方法。

【实验原理】　对流免疫电泳是指在适宜的缓冲液和电场条件下，抗原抗体在琼脂凝胶中，在电场力和电渗力的共同作用下，相向移动，在比例合适处形成沉淀线。电渗是电场中溶液相对于固体物质的移动，琼脂是酸性物质，在碱性溶液中带负电，而与它接触的溶液带正电，使缓冲液在电场中向阴极移动，同时携带其中的抗原抗体蛋白质共同移动。在 pH 8.0～8.6 的巴比妥缓冲液中，蛋白质抗原、抗体均带负电，电场力作用方向是从阴极指向阳极。其中，抗原分子小，且等电点低，所带阴离子多，受到电场力大，故而克服电渗力泳向阳极；而抗体分子量大，等电点高，所带阴离子少，所受电场力小，故而在电渗作用影响下向阴极方向泳动；故而，抗原抗体方可相向移动。本次实验以甲胎蛋白（α-fetoprotein，AFP）检测为例。

【实验材料】

1. 试剂　0.05mol/L 巴比妥缓冲液（pH 8.6）、AFP 阳性对照血清（或脐带血）、AFP 阴性对照血清、待测标本、AFP 抗血清、1.2%琼脂凝胶。

2. 其他　洁净载玻片（2.6cm×7.6cm）、不锈钢打孔器（外径 3mm）、5ml 注射器针头、微量加样器（10μl）、吸量管，纱布等。

【实验方法】

1. 制板　称取优质琼脂 1.2g，加巴比妥缓冲液 100ml，加热煮沸熔化。待上述琼脂冷却至 50～60℃时，用吸量管吸取 4ml 均匀平铺到玻片上，静置待其凝固。

2. 打孔　用不锈钢打孔器打孔，孔间距为 4～5mm。孔的排列方式如图 2-1-7 所示。

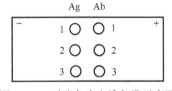

3. 加样　抗原侧 1、2、3 孔分别加 AFP 阳性对照血清、待测标本及阴性对照血清，抗体侧加 AFP 抗血清，每孔 10μl。

图 2-1-7　对流免疫电泳打孔示意图

4. 电泳　加好样的琼脂板立即置电泳槽上，抗体孔放在正极侧，抗原孔放在负极侧（如需多次电泳，则每电泳完一次要调换正、负极，以保持液体电解离子平衡）。用滤纸或纱布做引桥，板端电压 3～4V/cm，待阳性对照血清与 AFP 抗血清之间出现清晰的沉淀线后停止电泳。

5. 观察结果，若沉淀线不清楚，可置湿盒内，于37℃孵育箱继续扩散 4h（或去掉引桥，在电泳槽内继续放置 4h）再观察。

【实验结果】　在黑色背景上方，用散射光多个角度观察，在抗体与阴性对照孔之间应无沉淀线，在抗体与阳性对照孔之间应出现白色沉淀线。标本中是否含有抗体应参照对照孔进行判断。如果沉淀线不清晰，于 37℃孵箱保温数小时可改善沉淀线的清晰程度。其结果如图 2-1-8 所示。

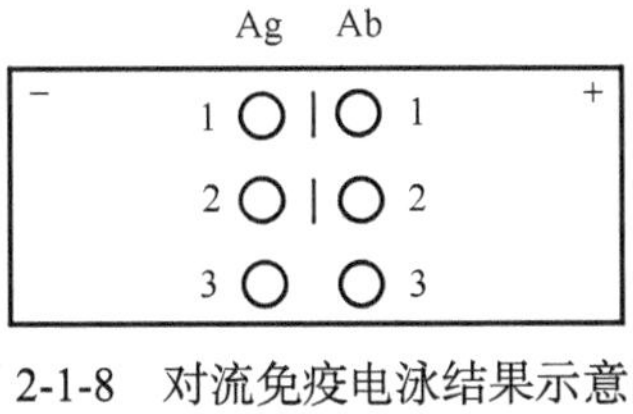

图 2-1-8　对流免疫电泳结果示意图

1：阳性对照；2：待检血清；3：阴性对照

【注意事项】

1. 抗原与抗体结合形成肉眼可见的沉淀线需要合适的比例，比例不合适容易出现假阴性。当抗体浓度恒定，而待测血清的 AFP 含量过高时，可将待测血清适度稀释以提高检出率。随待测血清稀释度的增加，AFP 含量逐渐下降，抗原抗体的比例发生变化，沉淀线由靠近抗血清孔逐步向抗原孔侧靠近。

2. 沉淀线可以出现不典型的形状，如弧形、斜线形、八字须形，这些也是阳性，应予以注意。

3. 电压小时，电泳耗时长；电压大时，电泳耗时短。但电压过高易致孔变形，电流过大易导致抗原抗体蛋白变性，干扰实验结果。

4. 抗原孔、抗体孔之间的距离不宜太大，以 4～5mm 为宜。

5. 电泳槽液体量应充足，防止液面过低引桥引不上液体致使电流太小耗时太久。

实验七　火箭免疫电泳

【实验目的】　掌握火箭免疫电泳的实验原理。

【实验原理】　火箭免疫电泳是用含已知定量抗体的琼脂糖凝胶灌板，在一端打孔后加入不同稀释度的标准抗原及待检样品，在电场作用下，抗原在含定量抗体的琼脂糖凝胶介质中泳动，与凝胶中抗体形成抗原抗体复合物，在比例合适时形成大的不溶性抗原抗体复合物而发生沉淀，未与抗体结合的抗原和较小的抗原抗体复合物继续随电场方向向前泳动，在比例合适处形成新的沉淀，随着泳动抗原的减少，沉淀逐渐减少，直至抗原完全与抗体结合，形成火箭峰似的沉淀区。凝胶中抗体浓度均匀一致，沉淀峰的高度与抗原量呈正相关，因此用标准抗原的不同浓度及其相应的峰的高度可以绘制标准曲线，根据待测样品峰的高度可以从标准曲线上查出样品中抗原的含量，故火箭电泳是一种定量试验。本试验以检测人血清 IgG 含量为例。

【实验材料】

1. 试剂　0.05mol/L 巴比妥缓冲液（pH 8.6）、1%琼脂糖、羊抗人 IgG 诊断血清、参考血清（同单向琼脂扩散）、1%鞣酸生理盐水、电泳指示剂。

2. 其他　洁净玻璃板（7cm×11.5cm）、不锈钢打孔器（外径 5mm）、5ml 注射器针头、微量加样器、纱布、吸量管、烧杯及测量尺等。

【实验方法】

1. 制备含定量抗体的琼脂糖凝胶板　取加热熔解的 1%琼脂糖 24ml，冷至 56℃，加入适量的羊抗人 IgG 诊断血清，使诊断血清的最终稀释度符合试剂说明书所写的"工作浓度"，迅速充分混匀并灌板，静置待其凝固。

2. 打孔　琼脂糖凝固后，用打孔器按照图 2-1-9 模式打孔，孔间距 0.5cm，孔径 0.5cm，用针头挑去孔内凝胶粒。

3. 加样　用微量加样器将不同稀释度的参考血清依次加到第 1～5 孔内，每孔 30μl，分别取待检血清 30μl 加入第 6 孔、7 孔内，任选 2 个孔加入少量电泳指示剂。

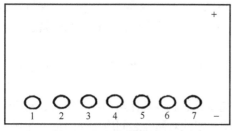

图 2-1-9　火箭免疫电泳打孔示意图

4. 电泳　将电泳槽加入足量 pH 8.6，0.05mol/L 巴比妥缓冲液，将加好样的凝胶板放入电泳槽中，打孔端靠近阴极侧，另一端靠近阳极侧，两端用四层纱布搭桥，极端电压 3～4V/cm，电流 1～2mA/cm，电泳 3～4h。

5. 电泳结束后，将凝胶板在 1%鞣酸生理盐水中浸泡 15min 后观察结果。

【实验结果】　结果可见火箭状沉淀。用测量尺测量从孔中心至峰顶的距离，用此距离为横坐标，已知标准抗原的含量（对数值）为纵坐标在半对数坐标纸上作图。根据待测样品的峰高在此标准曲线上可以查出待检标本中的 IgG 含量。其结果如图 2-1-10 所示。

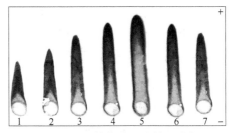

图 2-1-10　火箭免疫电泳结果示意图
1～5：标准抗原，6～7：待检标本

【注意事项】

1. 要选择无电渗或电渗很小的凝胶，否则火箭形状不规则。

2. 根据沉淀形状确定电泳终点时间，如火箭状沉淀顶部呈不清晰的云雾状或圆形皆提示未达终点，需要继续电泳。

3. 标本数量多时，在电泳之前先加样品会向孔周围扩散，导致峰底较宽，影响峰高。因而应将凝胶板先置电泳槽上，搭引桥并开启电源（电流要小）后再加样。

4. 火箭电泳作为抗原定量实验，敏感度只能达到 μg/ml，如果低于此含量则难以形成可见的沉淀峰。

实验八　免疫电泳

【实验目的】

1. 掌握免疫电泳实验的原理。

2. 了解免疫电泳实验的步骤。

【实验原理】　免疫电泳是将区带电泳与双向琼脂扩散试验相结合的一种免疫学技术，实验时先将抗原物质在琼脂凝胶中做电泳分离，位于琼脂凝胶中的抗原样品因各组分的分子量、所带电荷及分子构型有差异，导致各组分在电场中的迁移率的不同，从而使抗原样品被分成不同的区带。电泳结束后，在与电泳方向平行的两侧各挖一长形槽，然后于凝胶槽中加入相应的抗血清。已分离的各抗原组分与凝胶槽中的抗血清进行双向扩散，在比例合适部位形成特异性的沉淀弧线。每条弧线代表一组抗原抗体复合物，因而可以用作抗原成分分析。本实验以人血清蛋白成分分析为例。

【实验材料】

1. **试剂**　0.05mol/L 巴比妥缓冲液（pH 8.6）、1.2%琼脂、正常人血清、兔抗人全血清、凝胶指示剂。

2. **其他**　洁净载玻片（26mm×76mm）、不锈钢打孔器（外径 3mm）、5ml 注射器针头、挖槽刀、纱布、吸量管、微量加样器（10～100μl）、湿盒。

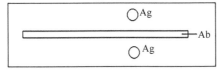

图 2-1-11　免疫电泳打孔示意图

【实验方法】

1. **制备琼脂板**　将洁净载玻片水平放置，用吸量管吸取 4ml 加热熔化的 1.2%琼脂，均匀平铺到载玻片上，待凝固后按图 2-1-11 打孔和开槽，槽内琼脂暂不挑出。

2. **加样**　用针头挑去小孔中间琼脂柱，用微量加样器取正常人血清和待检血清，分别加满两个样品孔中。注意不要溢出。缓冲液稀释后再进行电泳。

3. **加指示剂**　为了便于观察样品泳动的位置，可在待测样品孔中加少许氨基黑染液或偶氮胭脂红染液，使白蛋白着色，从而可以根据染料到达的位置，决定电泳所需时间。

4. **电泳**　将琼脂板放入预先加好巴比妥缓冲液的电泳槽的支架上，样品孔靠近阴极侧，琼脂板两端分别搭上预先用缓冲液浸湿的四层纱布作为引桥，每边覆盖 1cm，控制电压 4～

6V/cm，电泳约 1.5h，一般当指示剂泳动至离槽末端 1cm 处停止电泳。

5. **扩散** 电泳后用针头挑去槽内琼脂，槽中加满兔抗人全血清，置湿盒内，放在 37℃温箱中过夜扩散，连续观察至沉淀弧线完全清晰为止。

【实验结果】 根据正常人血清各蛋白所处的电泳的位置，可分为白蛋白区（Alb 区）、球蛋白 α_1 区、球蛋白 α_2 区、β 区和 γ 区，如图 2-1-12 所示。电泳扩散后可以直接观察，也可染色后观察。无色标本观察需在黑色背景下，用斜射光观察，必要时可借助放大镜（2～5 倍为宜）。染色标本与上述相反，需在白色背景下，斜射光观察才清楚。参照正常人血清所形成的沉淀弧判断待测样品中各组分正常与否。其结果如图 2-1-12 所示。

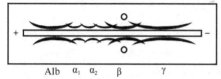

图 2-1-12 免疫电泳结果示意图

【注意事项】

1. 抗原抗体要有最合适的比例，比例不合适，一些抗原组分就不能形成沉淀，沉淀弧的数目就会减少，从而影响抗原成分的分析，因此应根据具体情况使用人血清或抗血清的不同浓度。

2. 抗体谱全的抗血清效果更好。

实验九　总补体溶血活性测定（CH50 测定）

【实验目的】

1. 巩固对于补体溶血活性的认识。

2. 掌握总补体溶血活性测定的原理及方法。

3. 了解补体活性测定的应用。

【实验原理】 补体能使溶血素致敏的绵羊红细胞发生溶血，当致敏红细胞浓度恒定时，溶血程度与补体活性和用量呈正相关。因此，将新鲜待检血清作系列稀释后，与致敏红细胞混合孵育，观察并测定溶血程度，以 50%溶血时的血清量为依据，可计算总补体溶血活性。以 50%溶血（50% complement hemolysis，CH50）判断结果比 100%溶血灵敏、准确。

【实验材料】

1. **试剂** pH 7.4 巴比妥缓冲液。

2. **其他** 试管、微量加样器、一次性吸管等。

【实验方法】

1. **溶血素配制** 用 pH 7.4 巴比妥缓冲液将已知效价的溶血素稀释至 2 单位（U）。例如，效价为 1：4000 的溶血素，用缓冲液与其按 2000：1 的比例稀释即可。

2. **2%绵羊红细胞悬液的配制** 按所需绵羊红细胞量，取保存的羊血，加入离心管，用 pH 7.4 巴比妥缓冲液洗 3 次。具体操作：加入 8～10 倍量的 pH 7.4 巴比妥缓冲液，用吸管轻轻吹打混匀后，1000g 离心 10min，用吸管去上清液，重复操作 2 次。按照需要量吸取压积绵羊红细胞，用上述缓冲液配成 2%绵羊红细胞悬液，置 4℃冰箱内保存备用。使用前，应充分混匀。为了使 2%绵羊红细胞标准化，取 0.2ml 2%绵羊红细胞悬液加入 5ml 上述缓冲液，充分混匀后，用 721 分光光度计和 1cm 比色杯测定，在波长 542nm 的透光率应为 40%，否则应予调节。

3. **待检标本的处理** 采集血液后应先在室温放置 30min，然后在 4℃ 冰箱放置 60min，待血液凝固后，4℃，1000g 离心分离血清，可以立即使用或保存于 -20℃冰箱中备用，室温停留一般不超过 2h。

4. 取 10 支试管，从 1 至 10 编号，第 1～9 管为测定管，第 10 管为对照管。另取一支试管，加入 0.2ml 待检血清，随后加入 pH 7.4 巴比妥缓冲液 3.8ml，将血清 1：20 稀释，然后按

表 2-1-4 进行。

表 2-1-4　补体溶血活性的测定

试管编号	1：20 稀释血清（ml）	pH 7.4 巴比妥缓冲液（ml）	2U 溶血素（ml）	2%绵羊红细胞（ml）
1	0.1	1.4	0.5	0.5
2	0.15	1.35	0.5	0.5
3	0.2	1.3	0.5	0.5
4	0.25	1.25	0.5	0.5
5	0.3	1.2	0.5	0.5
6	0.35	1.15	0.5	0.5
7	0.4	1.1	0.5	0.5
8	0.45	1.05	0.5	0.5
9	0.5	1	0.5	0.5
10		1.5	0.5	0.5

5. 比色用标准管配制

全溶管：量取 1ml 2%绵羊红细胞悬液，加入 4ml 蒸馏水，混匀后静置 10min。

50%溶血管：从全溶管中取出 2ml 液体加入 2ml pH 7.4 巴比妥缓冲液混匀。

6. 上述各试管经 1000g 离心 10min 后，以 50%溶血标准管为参照，通过肉眼观察挑选出溶血程度与之相近的两管，用 721 分光光度计和 1cm 比色杯测量在波长 542nm 下的吸光度，确定最接近 50%溶血标准管吸光度的管号。

【实验结果】　根据最接近 50%溶血标准管的测定管管号，查出该管所加待检血清的量，按下列公式计算：

$$血清中补体含量（U/ml）＝\frac{1}{50\%溶血时血清用量(ml)}×血清稀释倍数$$

正常参考值：50～100U/ml。

【注意事项】
1. 待测标本应保证新鲜，室温放置时间 2h 以上，会使补体活性下降。
2. 待测标本应避免溶血和污染。
3. 与补体等试剂直接接触的器材应确保清洁。
4. 所用 pH 7.4 巴比妥缓冲液要新鲜配制。
5. 致敏羊红细胞要现制现用。

实验十　补体溶血实验

【实验目的】
1. 掌握补体溶血的实验原理。
2. 熟悉其操作方法及应用。

【实验原理】　红细胞与相应抗体（溶血素）结合成抗原抗体复合物，可通过经典途径激活补体，导致红细胞的溶解，呈现溶血现象。

【实验材料】
1. **试剂**　2%绵羊红细胞、1：100 溶血素（兔抗绵羊红细胞抗体）、1：30 补体（新鲜豚鼠血清）、生理盐水。

2. **其他** 小试管等。

【实验方法】

1. 取洁净小试管 3 支，用记号笔标记"1""2""3"不同管号。

2. 量取 0.5ml 2%绵羊红细胞悬液分别加入每支小试管。

3. 于 1 号管内分别加入 1∶100 溶血素 0.5ml 和 1∶30 补体 0.5ml。

4. 于 2 号管内分别加入 1∶100 溶血素 0.5ml 和生理盐水 0.5ml。

5. 于 3 号管内分别加入 1∶30 补体 0.5ml 和生理盐水 0.5ml。

6. 置 37℃水浴 15min。

【实验结果】

溶血管：液体透明澄清，管底无红细胞沉积。

不溶血管：液体浑浊。长时间放置，可以看到有红细胞均匀沉淀于管底。

【注意事项】

1. 所用试剂均应新鲜配制。夏季如不能立即使用，可将试剂置 4℃冰箱备用，以稳定补体效价。

2. 所用试管应洁净。

实验十一 豚鼠过敏实验

【实验目的】

1. 掌握过敏性休克的实验原理。

2. 熟悉其操作方法及应用。

【实验原理】 动物接受少量异种蛋白注射后，可以产生特异性 IgE 类抗体，并结合到体内的肥大细胞及嗜碱粒细胞表面的 I 型 IgE Fc 受体（FcεR I）上，从而使机体处于致敏状态。当该动物再次接受大量相同抗原注射后，多价变应原与致敏肥大细胞两个或两个以上相邻 IgE 的可变区结合，导致 FcεR I 交联从而激活肥大细胞，合成并释放大量生物活性介质，作用于效应组织和器官，使动物很快地产生严重的过敏性休克的症状。

【实验材料】

1. **动物** 健康豚鼠（150～250g）2 只。

2. **试剂** 小牛血清。

3. **其他** 一次性无菌注射器、碘伏、75%乙醇、无菌棉签等。

【实验方法】

1. **致敏注射** 取体重 250g 健康豚鼠 2 只，其中甲鼠由皮下注射小牛血清 0.1ml，乙鼠作为对照。

2. **决定注射** 饲养 15 天左右，两只豚鼠分别通过心脏注射小牛血清 1.5～2ml，观察对比两者的反应。

【实验结果】 甲豚鼠在决定注射后几分钟内可有不安、前爪抓鼻、竖毛、咳嗽、呼吸困难、全身抽搐、大小便失禁，最后因窒息而死亡。乙豚鼠安然无恙。

【注意事项】

1. 实验前后所用抗原相同。

2. 决定注射时，应固定好豚鼠，避免因躯体扭动而使针尖划破心脏导致豚鼠意外死亡，同时要保证抗原物质注射入心脏内。

实验十二 肥大细胞脱颗粒实验

【实验目的】

1. 掌握肥大细胞脱颗粒的实验原理。

2. 熟悉其操作方法及应用。

【实验原理】 肥大细胞来源于骨髓髓样前体细胞，主要分布于呼吸道、胃肠道和泌尿生殖道的黏膜上皮及皮肤下的小血管周围的结缔组织中。肥大细胞胞质中含有嗜碱颗粒，颗粒中储存有肝素、白三烯、组胺和嗜酸粒细胞趋化因子等生物活性介质，细胞表面高水平表达 FcεR Ⅰ，可与 IgE 发生高亲和力结合，成为致敏的肥大细胞。再次接触相同变应原时，结合在肥大细胞表面的 IgE 与该变应原特异性结合，FcεR Ⅰ 交联，启动活化信号，导致肥大细胞脱颗粒，释放生物活性介质，引起相应的临床症状。

【实验材料】

1. **动物** 健康大白鼠（150～250g）2 只。

2. **试剂** 小牛血清、乙醚、含 EDTA 的 Hanks 液。

3. **其他** 一次性注射器、载玻片、一次性吸管、碘伏、75%乙醇、消毒棉签等。

【实验方法】

1. **致敏注射** 取健康大白鼠 2 只，甲鼠由皮下注射小牛血清 0.1ml 致敏，乙鼠留作对照，2 周可致敏。

2. **制备大鼠肥大细胞** 用乙醚麻醉大鼠，心脏取血，分离血清备用。大鼠腹腔注射 15～20ml 含 EDTA 的 Hanks 液（EDTA 浓度为 0.5mg/ml），轻揉腹部 1min，切开小口，用一次性吸管吸出腹腔液，4℃ 500g 离心 10min，弃上清液，用含自身血清的 Hanks 液洗涤 1 次（6ml Hanks 液加 2ml 自身血清），弃上清液，将管底细胞重悬于 1ml 含自身血清的 Hanks 液中备用（应置冰浴保存）。取一滴细胞悬液滴到载玻片上，盖上涂有中性红的盖玻片，在高倍镜下观察 100 个细胞（30min 内看完）。正常肥大细胞呈圆形、边缘光滑，细胞膜内含有分布均匀的颗粒。如果细胞肿胀，边缘不整齐，颗粒流到细胞外，即为脱颗粒。自身脱颗粒超过 30%者则不宜用于正式试验。

3. **正式试验** 取洁净载玻片一张，滴一滴上述细胞悬液，加一滴小牛血清，混匀后 37℃ 孵育 5min，此时，变应原会与肥大细胞表面 IgE 结合，导致肥大细胞脱颗粒。盖上涂有中性红染液的盖玻片，在高倍镜下数 100 个细胞并计算其中脱颗粒细胞的百分率。

【实验结果】 显微镜高倍镜下可见圆形或椭圆形肥大细胞，内含大量红色颗粒。未脱颗粒细胞边缘光滑，胞内颗粒多且分布均匀。脱颗粒细胞边缘不整齐，细胞肿胀，颗粒流至细胞外。甲鼠的肥大细胞脱颗粒的比率要明显高于乙鼠，乙鼠的肥大细胞通常没有或较少脱颗粒。

【注意事项】

1. 如自身脱颗粒肥大细胞比例超过 30%，则不宜用于正式试验。

2. 尽量去除大鼠体内血细胞，减少对镜下观察的干扰。

3. 细胞操作尽量低温进行（利用低温离心机和冰浴），尽可能短时间（30min 内）看完细胞，以防细胞死亡。

实验十三 ELISA 双抗体夹心法检测 AFP

酶联免疫吸附试验（enzyme linked immunosorbent assay，ELISA）分为双抗体夹心法、间

接法、竞争法等。

ELISA 双抗体夹心法主要适用于检测大分子抗原。

固相载体上包被抗体，加待测抗原，后者与抗体结合，洗涤后，再加酶标记抗体，经洗涤后在固相载体表面形成抗体-抗原-酶标抗体复合物，洗涤后加显色底物，酶催化底物显色，根据颜色的深浅可以检测待测抗原的量（图 2-1-13）。

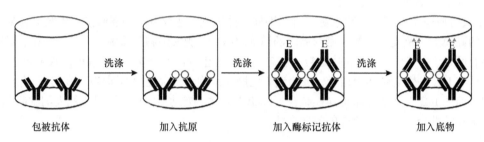

图 2-1-13　ELISA 双抗体夹心法示意图

【实验目的】

1. 掌握 ELISA 双位点一步法测甲胎蛋白的实验原理。

2. 熟悉其操作方法及应用。

【实验原理】　ELISA 双位点一步法是双抗体夹心法的改良法，包被抗甲胎蛋白（alpha fetoprotein，AFP）抗体和酶标抗 AFP 单克隆抗体是分别针对 AFP 不同表位的单克隆抗体，测定时可将待测抗原、酶标抗 AFP 单克隆抗体一起加入包被了抗 AFP 单克隆抗体的固相载体表面，两步并作一步，反应和洗涤后，加底物显色即可根据颜色的变化检测 AFP 的含量（图 2-1-14）。

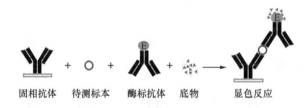

图 2-1-14　ELISA 双位点一步法示意图

【实验材料】

1. AFP　参考标准液（0ng/ml、25ng/ml、50ng/ml、100ng/ml、200ng/ml、400ng/ml），抗 AFP 单克隆抗体，酶标抗 AFP 单克隆抗体（酶结合物），显色液，底物液和洗涤液及终止液（2mol/L H_2SO_4）。

2. 其他　反应板、吸管、滴管等。

一、定　量　法

【实验方法】

1. 加样　取出已包被的反应板，剪下所需反应孔并标记，1～6 孔依次加入 AFP 参考标准液（0ng/ml、25ng/ml、50ng/ml、100ng/ml、200ng/ml、400ng/ml）各 50µl。其余各孔加入样品 50µl。

2. **加入酶标抗 AFP 单克隆抗体**（酶结合物） 每孔 1 滴（约 50μl），振荡混匀，37℃温育 15min。

3. **洗涤** 每孔加 2 滴洗涤液，轻摇混匀弃去，各孔加满蒸馏水后甩去，如此反复 5 遍，最后拍干。

4. **显色** 每孔分别加 1 滴底物液和 1 滴显色液，混匀后室温避光显色 5min 后加 100μl 2mol/L H$_2$SO$_4$ 终止反应，比色。

【实验结果】 用 0ng/ml 标准孔做空白孔，在波长 450nm 下读取各孔吸光度值，依据吸光度值可从标准曲线上查得待测样本 AFP 含量。

二、定 性 法

【实验方法】

1. **加样** 取 3 个孔的包被反应板，分别加入 20ng/ml AFP 参考标准液（阴性对照）、400ng/ml AFP 参考标准液（阳性对照）和待检样本各 50μl。

2. **加入酶标抗 AFP 单克隆抗体**（酶结合物） 每孔加 1 滴（约 50μl），振荡混匀，37℃温育 15min。

3. **洗涤** 每孔加 2 滴洗涤液，轻摇混匀弃去，各孔加满蒸馏水后甩去，如此反复 5 遍，最后拍干。

4. **显色** 每孔分别加 1 滴底物液和 1 滴显色液，混匀后室温避光显色 5min 后加 100μl 2mol/L H$_2$SO$_4$ 终止反应，观察结果。

【实验结果】 AFP＜20ng/ml 为阴性；AFP＞400ng/ml 为阳性；20ng/ml≤AFP≤400ng/ml 为弱阳性。

【注意事项】

1. 试剂应充分混匀后使用，且不同批号的试剂盒严禁混用。

2. 注意吸干孔中液体，洗涤操作应严格按说明书进行。

3. 最好将反应板放置湿盒内用水浴箱温育。

实验十四 间接免疫荧光法检测 ANA

荧光免疫技术分为荧光抗体技术（fluorescence antibody technique，FAT）、荧光免疫测定（fluorescence immunoassay，FIA）和流式细胞分析技术（flow cytometry，FCM）三大类。

FAT 也称荧光免疫组织化学技术，是荧光抗体（即荧光素标记抗体）与组织切片中的抗原反应，洗涤后，结合了荧光抗体的抗原抗体复合物在荧光显微镜下可发出荧光，通过观察荧光的强度可定位、定性检测组织抗原。该技术的间接法即间接免疫荧光法（indirect immunofluorescence，IIF），即以待测抗体（或特异性抗体）为一抗，而荧光素标记的抗抗体为二抗，可半定量（效价/滴度）检测体液中的自身抗体，也可定位、定性检测组织抗原（图 2-1-15）。

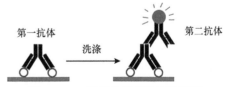

图 2-1-15 间接免疫荧光法示意图

【实验目的】

1. 掌握 IIF 检测 ANA 的实验原理。

2. 熟悉其操作方法及应用。

【实验原理】 间接免疫荧光法可作为总的抗核抗体（antinuclear antibody，ANA）筛选试验。ANA 主要存在于血清中，主要类型是 IgG，其无种属和器官特异性。

IIF 检测 ANA 原理：将待检血清加入抗原基质片（小鼠肝印片）上，血清中的 ANA 与基质片上的核抗原反应，洗涤后加入荧光二抗（荧光素标记的抗人免疫球蛋白抗体），可形成核抗原-ANA-荧光二抗复合物，洗涤后荧光显微镜下观察荧光强度，以此检测 ANA。

【实验材料】

1. **试剂**　pH 7.2 0.01mol/L PBS、95%乙醇、荧光二抗、生理盐水、瑞特染液。

2. **其他**　试管、吸管、载玻片、蜡笔等。

【实验方法】

1. **鼠肝片的制备**

（1）取小白鼠断颈处死，取肝脏洗去残血，吸干。

（2）印片：取一小块肝脏断面，在载玻片上印约 0.5cm 的圆薄膜（不能过厚），每张玻片印 3 个，吹干。

（3）固定：印片用 95%乙醇固定 5min，吹干密封放 4℃冰箱备用。

（4）瑞特染色：取一张固定的印片，瑞特染色后观察细胞核完整并被染成蓝色时其余印片方可使用。

2. **抗核抗体检测**

（1）56℃，30min 水浴灭活待检血清。

（2）取一张上述印片，用蜡笔将所印薄膜周围画一圆圈，圈内滴加 1 滴待检血清，放湿盒中 37℃孵育 30min。

（3）取出印片自来水略冲洗后，置 0.01mol/L PBS（pH 7.2）中浸泡 3 次，每次 5min，吹干。

（4）取荧光二抗 1 滴加在印片上，置 37℃孵育 30min。

（5）同步骤（3）。

（6）荧光显微镜下观察印片荧光强度。

（7）实验需作对照

1）阳性血清对照：阳性血清+荧光二抗。

2）阴性血清对照：阴性血清+荧光二抗。

3）荧光抗体对照：PBS+荧光二抗。

（8）出现阳性结果，该份待检血清可做 1∶2、1∶4、1∶8、…稀释后进行上述实验，可测定 ANA 的效价/滴度。

【实验结果】　可观察到以下几种核染色形态：

1. **匀质型**　细胞核呈现均匀一致的荧光染色，是抗 DNP 抗体所致的核染色。

2. **核膜型**　即周边型，核周围的绒毛状荧光染色，而核区亮度较弱，是抗 DNA 抗体所致的核染色。

3. **斑点型**　核中央染色较浓并可见颗粒状荧光斑点，是抗 ENA 抗体（抗可提取性核抗原抗体）所致的核染色。

4. **核仁型**　核内有点状荧光染色，少见，是抗核小体抗体所致的染色。

阴性：无特异性的荧光染色，仅见均匀的极淡绿色暗黑背景。

【注意事项】

1. 为防止荧光猝灭，实验后应立即在暗室中观察结果。

2. 阴性对照、荧光抗体对照孔应无非特异荧光染色。

实验十五　放射免疫分析测定血清三碘甲状腺原氨酸（T₃）

放射免疫技术主要分为放射免疫分析（radioimmunoassay，RIA）和免疫放射分析（immunoradiometric assay，IRMA）两种基本类型。

RIA 是定量同位素标记抗原（Ag*）和待测未标记抗原（Ag）与限量特异性抗体（Ab）的竞争结合反应（图 2-1-16）。

由于反应体系中 Ag*是定量的，而 Ab 是限量的，所以反应所形成的 Ag*-Ab 复合物多少会受 Ag 含量的制约，样本中若 Ag 含量高，则 Ag-Ab 复合物生成量就会增加，而 Ag*-Ab 复合物则会减少，其与 Ag 含量呈负相关。

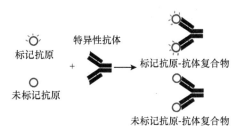

图 2-1-16　RIA 抗原-抗体反应示意图

【实验目的】

1. 掌握 RIA 检测血清 T₃ 的实验原理。

2. 熟悉其操作方法及应用。

【实验原理】　该实验是定量 ^{125}I-T₃（T₃*）和待测标本中的 T₃ 与限量抗 T₃ 抗体（T₃ 抗血清）的竞争结合反应。由于反应体系中 T₃*是定量的，而 T₃ 抗血清是限量的，所以反应所形成的 T₃*-T₃ 抗血清复合物多少会受 T₃ 含量的制约，样本中若 T₃ 含量高，则 T₃-T₃ 抗血清复合物生成量就会增加，而 T₃*-T₃ 抗血清复合物则会减少，其与 T₃ 含量呈负相关。

【实验材料】

1. 试剂

（1）标准 T₃ 溶液：用 0.5ml 蒸馏水溶解各标准品。溶解 15min 后，摇匀使用。溶解后浓度分别为 0ng/ml、0.5ng/ml、1.0ng/ml、2.0ng/ml、4.0ng/ml、8.0ng/ml。

（2）^{125}I-T₃ 溶液：加样前摇匀。

（3）T₃ 抗血清（抗 T₃ 抗体）：用蒸馏水 10ml 溶解，摇匀后使用。

（4）分离剂（固相第二抗体）：加样前必须摇匀。

2. 其他　聚苯乙烯塑料试管（1cm×7cm）等。

【实验方法】

1. 取 9～10 支聚苯乙烯塑料试管，分别标记 NSB（non-specific binding）、S₀～S₅、Qc 和待测标本（U）管等，按表 2-1-5 操作。

表 2-1-5　放射免疫分析实验加样表（μl）

试管编号	名称	零标准	标准品	Qc	样品	^{125}I-T₃	蒸馏水	抗体		分离剂	
1	NSB	25	—	—	—	50	50	—		250	
2	S₀	25	—	—	—	50	—	50	摇匀	250	摇匀
3～7	S₁～S₅	—	25	—	—	50	—	50	37℃温育	250	室温放置
8	Qc	—	—	25	—	50	—	50	1h	250	15min
9	U	—	—	—	25	50	—	50		250	

2. 加样管 500g 离心 20min，弃去上清液。

3. 测沉淀放射性计数（cpm）。

【实验结果】

1. 结合百分率计算

$$B/Bo = \frac{S_1 - S_5(cpm) - NSB(cpm)}{S_0(cpm) - NSB(cpm)} \times 100\%$$

2. 绘制标准曲线　在半对数坐标纸上绘制标准曲线，纵坐标为 B/Bo 百分率，横坐标为 T_3 标准浓度。依据 B/Bo 百分率，可从标准曲线上查得待测标本中 T_3 含量。

参考值：0.9～2.2ng/ml。

【注意事项】

1. $^{125}I\text{-}T_3$ 溶液应避光保存；不能冷冻保存固相二抗。

2. 应在 2～8℃条件下保存冻干品溶解液，且避免反复冻融。

3. 应在室温下平衡全部试剂后再进行检测。

实验十六　胶体金免疫层析试验测定 HCG

免疫金标记技术（immunogold labelling techique）：是利用胶体金标记抗体或抗原（即免疫金）检测未知抗原或抗体的方法。在固相膜免疫测定中，常用的方法有斑点金免疫渗滤试验（dot immunogold filtration，DIGFA）和金免疫层析试验（gold immunochromatographic assay，GICA）等，其共同特点是用硝酸纤维素（nitrocellulose，NC）膜等为固相载体包被抗原或抗体，加入免疫金反应后，在固相载体膜表面，免疫金在相应的抗原或抗体处大量聚集，形成肉眼可见红色或粉红色斑点，可用于定性或半定量快速进行抗原或抗体的检测。

【实验目的】

1. 掌握胶体金免疫层析试验测定 HCG 的实验原理。

2. 熟悉其操作方法及应用。

【实验原理】　人绒毛膜促性腺激素（human chorionic gonadotropin，HCG）是由妊娠妇女滋养层细胞合成并分泌的一种激素，可以在尿液中存在。GICA 主要用于检测抗原，现以 GICA 诊断试纸条检测妊娠妇女尿中 HCG 为例介绍其实验原理：

如图 2-1-17 所示：

B 为样本垫：吸水材料，加标本处。

C 为结合垫：胶体金标记的抗 HCG-α 单克隆抗体，干燥后压缩吸附在吸水材料上。

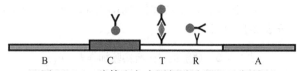

图 2-1-17　胶体金免疫层析试验原理示意图

T 为检测区：包被抗 HCG-β 单克隆抗体；R 为质控区：包被抗小鼠 IgG 抗体；A 为吸水垫：吸水材料

将待检尿液加到样本垫上，由于层析作用尿液由 B 向 A 移动，经 C 时胶体金标记的抗 HCG-α 单克隆抗体复溶，并与尿液中 HCG 结合成胶体金标记的抗 HCG-α 单克隆抗体-HCG 复合物，该复合物移行至 T，可与包被抗 HCG-β 单克隆抗体结合，成为胶体金标记的抗 HCG-α 单克隆抗体-HCG-抗 HCG-β 单克隆抗体复合物，并大量聚集在 T 呈现红色条带，即为阳性。多余的胶体金标记的抗 HCG-α 单克隆抗体移行至 R 时被包被抗小鼠 IgG 抗体捕获，也呈现红色对照条带。若尿液中无 HCG，T 无红色条带，但 R 有红色条带，即为阴性。若 R 无红色条带则试剂条失效。

【实验材料】

1. **试剂**　金免疫层析试剂条。

2. **其他**　试管等。

【实验方法】　撕开铝箔袋，取出试剂条。将试纸条 B 端插入尿液中，不少于 3s 后取出，平放，5min 内观察结果（图 2-1-18）。

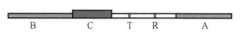

图 2-1-18　胶体金免疫层析试验结果示意图

【实验结果】

阳性：T（检测区）及 R（质控区）各出现一红色条带。

阴性：R（质控区）出现一红色条带。

无效：不出现红色条带，或 T（检测区）有一红色条带，说明试剂条失效或试验失败，请用新试剂条重试。

【注意事项】

1. 试剂条不能冷冻，应 4～30℃室温避光干燥保存，且实验前所有实验材料均应室温平衡。

2. 试剂条插入尿液的深度以 MAX 标志线为限。

实验十七　免疫印迹法检测 ENA 自身抗体

免疫印迹法（immunoblotting test，IBT）也称为 Western blot，由十二烷基硫酸钠-聚丙烯酰胺凝胶电泳（SDS-PAGE）、蛋白转移和固相膜免疫测定三项技术组成（图 2-1-19）。

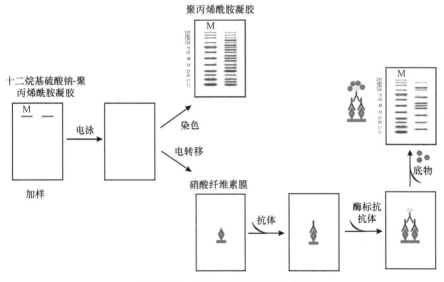

图 2-1-19　免疫印迹法原理示意图

【实验目的】

1. 掌握免疫印迹法的实验原理。

2. 熟悉其操作方法及应用。

一、SDS-PAGE——分离可提取性核抗原

【实验原理】　SDS-PAGE 是免疫印迹的第一阶段。

蛋白质在聚丙烯酰胺凝胶电泳（PAGE）中的迁移率是由其自身的电荷、分子量和形状所决定的。十二烷基硫酸钠（SDS）是一种带有大量负电荷的阴离子洗涤剂，蛋白质在SDS和巯基乙醇的作用下，还原二硫键氢键等打开，按1.4g SDS/1g蛋白质的比例SDS插入蛋白质亚基中使之带负电，从而消除了蛋白质原有电荷的差异，在PAGE中的迁移率主要取决于它的分子量，而与自身的电荷和形状无关。基于此SDS-PAGE常用于蛋白质的分离纯化及分子量的测定。

PAGE是以丙烯酰胺的聚合物为支持物。若凝胶的浓度、电泳液的pH和离子强度相同，称为连续电泳，若使用凝胶的浓度、pH、电压、缓冲体系都不相同，称为不连续电泳。在不连续电泳中，具有电泳和凝胶过滤的特点，即具有电荷效应、浓缩效应和分子筛效应。并且存在着四种不连续性：①凝胶浓度的不连续。电泳时使用两种凝胶，上层胶为浓缩胶，其浓度一般为3%～5%，孔径大；下层胶为分离胶，浓度根据分离物质的分子量大小而定，一般是8%～30%，其孔径小。②pH不连续。电泳缓冲液pH为8.3，分离胶pH为8.8，浓缩胶pH为6.8。③缓冲体系不连续。Tris-HCl缓冲液用于制备凝胶，Tris-甘氨酸溶液为电泳缓冲液。电泳时，Cl^-泳动速度最快，称快离子；Gly^-泳动速度最慢，称慢离子，Pr^-介于二者之间。④电压梯度不连续。这是由于快离子（Cl^-）和慢离子（Gly^-）的泳动速度不同造成的。

正是这些不连续性对蛋白样品具有浓缩作用，从而使浓度很低的蛋白质也能被压缩成一个薄层，而形成一条清晰的区带。当其进入分离胶时，由于pH增加和凝胶孔径突然变小，慢离子解离度加大，并超过了所有蛋白质分子，随后使原来快、慢离子之间形成的电压梯度也消失，因而在分离胶中，蛋白样品就在均一的电场强度和pH条件下电泳，迁徙率仅取决于分子的大小（分子筛效应），因此SDS-PAGE可按蛋白样品的分子量大小的不同而将其分开。

可提取性核抗原（extractable nuclear antigen，ENA）是用生理盐水或磷酸盐缓冲液从细胞核中提取的。ENA抗原中主要包括Sm、RNP、SSA、SSB、Jo-1、Scl-70抗原。经SDS处理后的ENA抗原带负电荷，在SDS-PAGE中从负极向正极迁移，分子量越小，迁移速度越快，因此经过一段时间的电泳，ENA中不同组分的抗原即可被分成不同分子量的条带。此阶段分离的条带肉眼不可见。

【实验材料】

1. **样本** 从牛胸腺丙酮粉中用0.01mol/L PBS（pH 7.4）提取ENA，所得浓度为5mg/ml，–70℃保存备用。

2. **试剂** 10%过硫酸铵、30%凝胶贮备液、10%SDS、TEMED、样品缓冲液、Tris-甘氨酸电泳缓冲液、蛋白预染彩虹Marker等。

3. **其他** 滴头、EP管、吸管等。

【实验方法】

1. **准备玻璃板** 洗板顺序是水—10%SDS—水—乙醇—水，干燥。

2. **配制12%分离胶** 总量5ml，其中：

水	1.65ml
30%丙烯酰胺溶液	2.0ml
1.5mol/L Tris（pH 8.8）	1.25ml
10%SDS	0.05ml
10%过硫酸铵	0.05ml
TEMED	0.002ml

混匀后马上注入电泳槽玻璃板间隙中,为隔绝空气,需在分离胶上端轻轻滴加去离子水 3～5 滴。分离胶凝固后,应将上层去离子水弃净,方可加浓缩胶。

3. **配制 5%浓缩胶** 总量 2ml,其中:

蒸馏水	1.375ml
30%丙烯酰胺溶液	0.325ml
1.0mol/L Tris（pH 6.8）	0.25ml
10%SDS	0.02ml
10%过硫酸铵	0.02ml
TEMED	0.002ml

混匀后注入分离胶上端,插入梳子,避免产生气泡。浓缩胶凝固后,拔出梳子,为除去未聚合的丙烯酰胺,应用去离子水冲洗梳子孔。

4. 在浓缩胶聚合的同时,取 EP 管,加入 ENA 样品及等量样品缓冲液,混匀后放入沸水中煮沸 3～5min。

5. **加样** 各梳孔内可分别加入 5～30µl ENA（经上述煮沸的）及蛋白 Marker。

6. **电泳** 染料进入分离胶前电压调为 8V/cm;进入分离胶后电压可增至 15V/cm;染料抵达分离胶底部,结束电泳。

7. 取下凝胶固定、染色及脱色,也可直接进行电转移等实验。

二、电转移——ENA 抗原转移至硝酸纤维素膜

【实验原理】 蛋白转移是免疫印迹的第二阶段。

将 SDS-PAGE 分离的 ENA 抗原条带在低电压、高电流条件下转移至硝酸纤维素膜（nitrocellulose filter membrane,NC 膜）上,但在转移后的 NC 膜上肉眼仍看不到抗原条带。

【实验材料】

1. **试剂**

（1）洗涤液:含 0.05%吐温-20 的 pH 7.4 PBS。

（2）转移缓冲液、丽春红染色液等。

2. **其他** NC 膜、3MM 滤纸及海绵等。

【实验方法】

1. 取与 SDS-PAGE 凝胶大小相同的 1 块 NC 膜和 6 块 3MM 滤纸,将 NC 膜及 3MM 滤纸浸泡在转移缓冲液中 3～5min。

2. **蛋白转移**

（1）将 1 块海绵放在塑料支架上,再对齐依次放上 3 块 3MM 滤纸、NC 膜、凝胶、3 块 3MM 滤纸及海绵,放置时注意每层都不能有气泡。

（2）合拢塑料支架夹紧各层,NC 膜一端放阳极,凝胶一端放阴极,放置转移槽内。

（3）电流 0.17～0.2A,电压 40V,时间 1.5～6h,分子量大的蛋白质可适当延长转移时间。

（4）转移结束拿出塑料支架,取出 NC 膜做好标记,放置室温干燥 30～60min。可切下一条 NC 膜用丽春红染色 30s,自来水冲洗后检查转移情况。

（5）用 1%牛血清白蛋白 4℃过夜封闭 NC 膜,次日洗涤液漂洗 5 次 NC 膜,每次 1min,拍干 4℃保存备用。

三、固相酶免疫测定——检测抗 ENA 自身抗体

【实验原理】 固相膜免疫测定是免疫印迹的第三阶段。

已转移有 ENA 抗原条带的 NC 膜（包被了抗原的固相载体）与待检样本（可能含有 ENA 自身抗体）反应，洗涤后加入酶标二抗，形成 ENA-ENA 自身抗体-酶标二抗复合物，洗涤后加入底物，可形成不溶性显色条带，据此可定性或半定量检测相应的 ENA 自身抗体。

【实验材料】

1. **试剂** 阴性对照血清、阳性对照血清、HRP-羊抗人 IgG（辣根过氧化物酶标记羊抗人 IgG）、1%牛血清白蛋白、底物溶液和终止液。

2. **其他** 微量加样器、已转移有 ENA 抗原条带的 NC 膜、滴管、吸管等。

【实验方法】

1. 加入 1ml 洗涤液于放有 NC 膜条的反应槽中，再加入待检样本 20μl 混匀，湿盒中 37℃温育 1h。

2. 将反应槽中液体弃去，用洗涤液洗涤 5 次，每次 1min，拍干。

3. 向反应槽中加入 HRP-羊抗人 IgG 1ml，湿盒中 37℃温育 1h。

4. 同步骤 2。

5. 加入底物溶液 1ml，室温显色 10min。加入终止液终止反应。

【实验结果】 用肉眼观察。阴性对照血清：NC 膜无褐色条带；阳性对照血清：NC 膜呈现多个条带，待检标本不同呈现的条带也不同，也预示着疾病不同。可参考下列标准判断结果（图 2-1-20）。

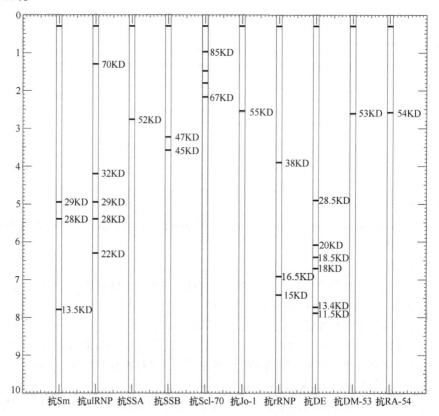

图 2-1-20 免疫印迹法测抗 ENA 自身抗体示意图

判断标准：

1. **抗 Sm 抗体** 同时出现 29KD、28KD、13.5KD 条带。

2. **抗 SSA 抗体** 60KD、52KD 任意出现一条带。

3. **抗 SSB 抗体** 同时出现 47KD、45KD 条带。

4. **抗 Jo-1 抗体** 55KD 出现条带。

5. **抗 Scl-70 抗体** 同时出现 86KD、67KD 条带。

【注意事项】

1. 应戴手套进行实验操作。

2. 过硫酸铵溶液应现用现配。

第二章 医学微生物学经典实验

扫二维码
看本章彩图

实验一 细菌的形态学检查

细菌（bacterium）是属于原核生物界的一种单细胞微生物，形体微小，结构简单，具有细胞壁和原始核质，无核仁和核膜，除核糖体外无其他细胞器，在适宜的条件下细菌具有相对稳定的形态与结构。一般将细菌染色后用光学显微镜观察，可识别各种细菌的形态特点，而其内部的超微结构须用电子显微镜才能看到。细菌的形态学检查对于感染性疾病病原体的诊断及细菌学研究等具有重要的理论和实践意

一、细菌不染色标本的制作及观察

【实验目的】 熟悉细菌不染色标本的制作及观察方法。

【实验原理】 细菌压迹标本可用以观察细菌的运动，有鞭毛的细菌在适当环境下运动活跃，改变位置向一定方向前进；无鞭毛的细菌则仅有位置不变的分子颤动。

【实验材料】

1. **菌种** 金黄色葡萄球菌、大肠埃希菌。

2. **培养基** 肉汤培养基。

3. **其他** 酒精灯、载玻片、凹玻片、盖玻片、凡士林、眼科镊子等。

【实验方法】

1. **压滴法**

（1）取洁净载玻片一张，用取菌环分别取金黄色葡萄球菌及大肠埃希菌菌液各一环，分别置于载玻片之一端。

（2）用镊子取盖玻片压于每滴菌液上，放置盖玻片时，应先使其一边接触菌液后再缓缓放下，以免产生气泡。静置片刻。

（3）镜检：将显微镜光圈稍缩，聚光镜下降，先用低倍镜寻找，然后再用高倍镜观察。

2. **悬滴法**

（1）取洁净盖玻片，在四周涂少许凡士林。

（2）在盖玻片中央滴一小滴菌液。

（3）将凹玻片的凹窝向下，使凹窝中心对准盖玻片中央的菌液，轻轻地盖在盖玻片上，使凹玻片与盖玻片粘在一起。

（4）小心迅速将盖玻片翻转过来，使菌液正好悬在凹窝的中央。再用眼科镊子轻压盖玻片四周使之与凹玻片凹窝边缘封闭，以防菌液干燥。

（5）镜检：将光线适当调暗，先用低倍镜找到悬滴，再换高倍镜观察，注意观察细菌的运动。

【实验结果】 大肠埃希菌有鞭毛，运动活泼，可向不同方向迅速运动；金黄色葡萄球菌无鞭毛，只能在一定的范围内在水分子的撞击下做布朗运动。

二、细菌的革兰氏染色

【实验目的】

1. 熟悉细菌涂片的制备方法。

2. 掌握革兰氏染色方法、结果及临床意义。

【实验原理】　革兰氏染色法（Gram staining）由丹麦细菌学家 Hans Christian Gram（1853～1938）于 1884 年发明，是细菌学中最经典、最常用的染色法之一。革兰氏染色法在细菌的鉴别、抗菌药物的选择及细菌致病性的研究等方面均具有重要意义。

革兰氏染色法的原理尚未完全阐明，目前主要倾向于细胞壁学说。革兰氏染色是一种复染色法，根据细菌对染料染色反应的不同，可以鉴别细菌。标本固定后，首先通过碱性染料结晶紫初染，再加碘液媒染后，在细胞壁内形成了不溶于水的结晶紫与碘的复合物，此时细菌均染成深紫色。革兰氏阳性菌由于其细胞壁较厚、肽聚糖层数较多且交联致密，故遇乙醇脱色处理时，因失水反而使网孔缩小，再加上它不含类脂，故乙醇处理不会出现缝隙，因此能将结晶紫与碘复合物牢牢留在壁内，使其仍呈紫色；而革兰氏阴性菌因其细胞壁薄、外膜层类脂含量高、肽聚糖层薄且交联度差，在遇乙醇脱色时，以类脂为主的外膜迅速溶解，薄而松散的肽聚糖网不能阻挡结晶紫与碘复合物的溶出，因此通过乙醇脱色后仍呈无色，再经稀释石炭酸品红或沙黄等红色染料复染，使革兰氏阴性菌呈红色。

【实验材料】
1. 菌种　金黄色葡萄球菌、大肠埃希菌。
2. 试剂　生理盐水、结晶紫染液、卢戈碘液、95%乙醇、稀释品红、二甲苯、香柏油。
3. 其他　取菌环、载玻片、酒精灯、染料缸等。

【实验方法】

1. 涂片制作（图 2-2-1）

（1）涂片：取洁净载玻片一张，用取菌环取少许生理盐水置于其中央（若被检细菌为液体培养物，可不加生理盐水）。用取菌环挑取少量细菌（金黄色葡萄球菌或大肠埃希菌）于生理盐水中涂成薄膜。

（2）干燥：涂片最好于空气中自然干燥，必要时可将标本面向上，小心在酒精灯火焰高处略烘，但切勿靠近火焰。

（3）固定：将干燥的玻片在酒精灯火焰上往返通过三四次，使其固定，于空气中冷却即可染色。

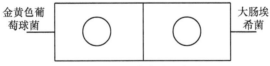

图 2-2-1　细菌涂片示意图

2. 革兰氏染色（图 2-2-2）

（1）初染：滴加适量结晶紫染液完全覆盖菌膜，染色 1min，水洗。

（2）媒染：滴加适量卢戈碘液完全覆盖菌膜，染色 1min，水洗。

（3）脱色：滴加适量 95%乙醇完全覆盖菌膜，轻轻晃动载玻片，至无紫色液流下为止（约30s），立即水洗。

（4）复染：滴加适量稀释品红完全覆盖菌膜，复染 30s，水洗。

1. 结晶紫1min，
水洗
2. 卢戈碘液1min，
水洗
3. 95%乙醇30S，
水洗
4. 稀释品红30S，
水洗
5. 干燥镜检

图 2-2-2　革兰氏染色步骤示意图

（5）镜检：滤纸吸去多余水分，或将标本置于空气中自然晾干。待标本干燥后，置显微镜油镜下观察结果。

【实验结果】 金黄色葡萄球菌染成蓝紫色，为革兰氏阳性菌，呈葡萄状排列；大肠埃希菌染成红色，为革兰氏阴性球杆菌或短杆菌，散在排列。

【注意事项】

1. 选用 16～24h 的细菌培养物进行革兰氏染色，否则可能影响染色结果。

2. 取菌时应严格无菌操作。

3. 严格掌握乙醇脱色时间。若脱色过度，革兰氏阳性菌可被染成革兰氏阴性菌；若脱色时间过短，革兰氏阴性菌会被染成革兰氏阳性菌。

4. 使用滤纸时切勿直接擦拭染色标本，以免将标本擦掉。

三、细菌的基本形态和特殊结构观察

【实验目的】 掌握细菌基本形态和特殊结构的特征。

【实验材料】 细菌的基本形态示教片、细菌特殊结构示教片。

【实验方法】

1. 细菌的基本形态观察

（1）球菌：葡萄球菌（图 2-2-3）、链球菌（图 2-2-4）、脑膜炎奈瑟菌、淋病奈瑟菌。

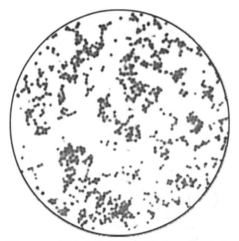 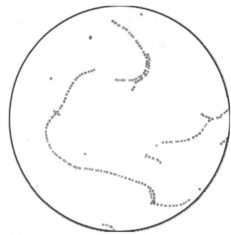

图 2-2-3 葡萄球菌（革兰氏染色，×1000）　　　图 2-2-4 链球菌（革兰氏染色，×1000）

（2）杆菌：大肠埃希菌（图 2-2-5）、炭疽杆菌（图 2-2-6）、结核分枝杆菌（图 2-2-7）、白喉棒状杆菌（图 2-2-8）。

（3）弧形菌：霍乱弧菌（图 2-2-9）。

2. 细菌的特殊结构观察

（1）荚膜：产气荚膜梭菌（图 2-2-10）、肺炎双球菌。

（2）芽孢：破伤风芽孢梭菌（图 2-2-11）、肉毒芽孢梭菌（图 2-2-12）。

（3）鞭毛：变形杆菌周鞭毛（图 2-2-13）、铜绿假单胞菌单鞭毛。

四、细菌的鞭毛染色及观察

【实验目的】

1. 熟悉细菌鞭毛染色的原理及方法。

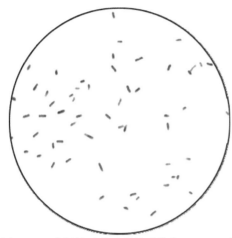

图 2-2-5　大肠埃希菌（革兰氏染色，×1000）

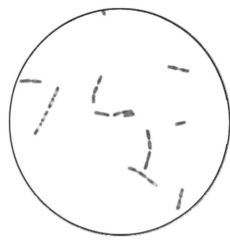

图 2-2-6　炭疽杆菌（革兰氏染色，×1000）

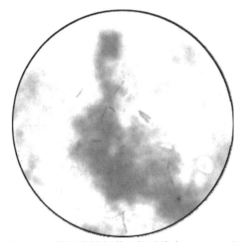

图 2-2-7　结核分枝杆菌（抗酸染色，×1000）

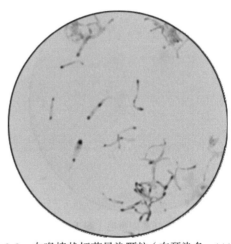

图 2-2-8　白喉棒状杆菌异染颗粒（奈瑟染色，×1000）

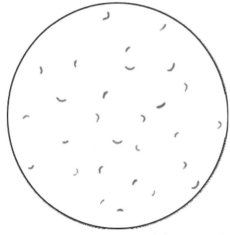

图 2-2-9　霍乱弧菌（革兰氏染色，×1000）

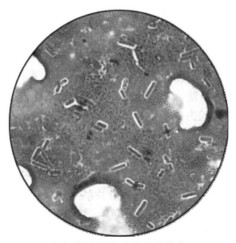

图 2-2-10　产气荚膜梭菌（革兰氏染色，×1000）

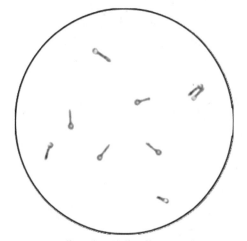

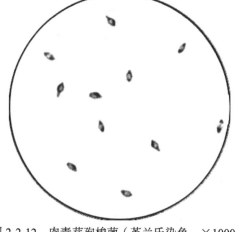

图 2-2-11 破伤风芽孢梭菌（革兰氏染色，×1000） 图 2-2-12 肉毒芽孢梭菌（革兰氏染色，×1000）

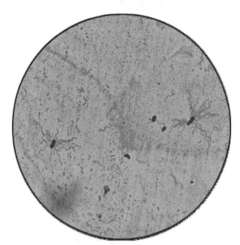

图 2-2-13 变形杆菌周鞭毛（鞭毛染色，
×1000）

2. 熟悉细菌鞭毛染色的结果观察。

【实验原理】 鞭毛是细菌的运动"器官"，长 5～20μm，直径一般为 12～30nm，超出普通光学显微镜的分辨限度，需用电子显微镜观察，或经特殊染色法使鞭毛增粗后才能在普通光学显微镜下看到。鞭毛染色是借媒染剂和染色剂的沉淀作用，染色前先用媒染剂（如单宁酸或明矾钾）处理，让它沉积在鞭毛上，使鞭毛直径加粗，然后再进行染色（如碱性品红、硝酸银、结晶紫）。这样才能够在普通光学显微镜下看到鞭毛。常用的媒染剂由单宁酸和氯化铁或钾明矾等配制而成。目前，细菌鞭毛染色方法根据染色剂的不同，可分为碱性品红法、副品红法、结晶紫法、维多利亚蓝 B 法、镀银染色法和荧光蛋白染色法六类，前五类方法的媒染剂成分中均含有单宁酸。本实验主要介绍鞭毛的镀银染色法。

【实验材料】

1. **菌种** 变形杆菌、金黄色葡萄球菌。

2. **试剂** 牛肉膏蛋白胨培养基斜面、鞭毛染色 A 液（含单宁酸和氯化铁的媒染剂）、鞭毛染色 B 液（硝酸银水溶液）、二甲苯、香柏油、凡士林、蒸馏水。

3. **其他** 取菌环、酒精灯、载玻片、凹玻片、盖玻片、镊子、细玻棒、吸水纸等。

【实验方法】

1. **活化菌种** 将保存的变形杆菌在新制备的普通琼脂斜面培养基上连续移种 2～3 次，每次于 37℃培养 10～15h。活化后菌种备用。

2. **制片** 在干净载玻片的一端滴加一滴蒸馏水，用取菌环从活化菌种中取少许菌苔（注意不要带培养基），在载玻片的水滴中轻蘸几下。将载玻片稍倾斜，使菌液随水滴缓缓流到另一端，然后平放，于空气中干燥。

3. **染色**

（1）滴加鞭毛染色 A 液，染 3～5min。

（2）用蒸馏水充分洗净鞭毛染色 A 液，使背景清洁。

（3）将残水沥干或用鞭毛染色 B 液冲去残水。

（4）滴加鞭毛染色 B 液，在微火上加热使微冒蒸汽，并随时补充染料以免干涸，染 30～60s。

（5）待冷却后，用蒸馏水轻轻冲洗干净，自然干燥或吸水纸吸干。

（6）镜检：先用低倍镜和高倍镜找到典型区域，然后用油镜观察。

【实验结果】 变形杆菌菌体染为深褐色，鞭毛为褐色。注意观察鞭毛着生位置（镜检时应多找几个视野，有时只在部分涂片上染出鞭毛）。

【注意事项】

1. 鞭毛染色液最好当日配制当日用，次日使用则鞭毛染色浅，观察效果差。

2. 染色时一定要充分洗净鞭毛染色 A 液后再加鞭毛染色 B 液，否则背景不清晰。

五、细菌芽孢的染色及观察

【实验目的】

1. 熟悉细菌芽孢染色的原理及方法。

2. 熟悉细菌芽孢染色的结果观察。

【实验原理】 芽孢是某些细菌生长到一定阶段在菌体内形成的休眠体，通常呈圆形或椭圆形。细菌能否形成芽孢，以及芽孢的形状、芽孢在芽孢囊内的位置等特征是鉴定细菌的依据之一。

芽孢具有厚而致密的壁，通透性低，染料很难着色。因此，当用一般染色方法染色时，只能使菌体着色，芽孢不易着色（芽孢呈透明状）或仅显很淡的颜色。芽孢染色通常先用弱碱性染料，如孔雀绿或碱性品红在加热条件下进行长时间染色，此染料不仅可以进入菌体，也可以进入芽孢，进入菌体的染料可经水洗脱掉，而进入芽孢的染料则难以透出。若再用复染液（如番红染液）或衬托染液（如黑色素液）处理，芽孢和菌体就呈现不同的颜色，借此将芽孢与菌体区别开。

【实验材料】

1. 菌种 枯草芽孢杆菌。

2. 试剂 二甲苯、香柏油、蒸馏水、5% 孔雀绿水溶液、0.5% 番红染液。

3. 其他 取菌环、酒精灯、载玻片、盖玻片、小试管、烧杯、滴管、试管夹、擦镜纸、吸水纸。

【实验方法】

1. 涂片 取 37℃培养 18～24h 的枯草芽孢杆菌制作涂片，并干燥、固定。

2. 初染 滴加 3～5 滴 5%孔雀绿水溶液完全覆盖菌膜。用试管夹夹住载玻片在火焰上用微火加热，自载玻片上出现蒸汽时，开始计时 4～5min。加热过程中切勿使染料蒸干，必要时可添加少许染料。

3. 脱色 倾去染液，待载玻片冷却后，用自来水冲洗至孔雀绿不再褪色为止。

4. 复染 用 0.5% 番红溶液复染 1min，水洗。

5. 镜检 载玻片干燥后用油镜观察。

【实验结果】 芽孢呈绿色，菌体呈红色。

【注意事项】

1. 供芽孢染色用的菌种应控制菌龄，使大部分芽孢仍保留在菌体上为宜。

2. 加热过程中注意及时补充 5%孔雀绿水溶液，不可沸腾。

六、细菌荚膜的染色及观察

【实验目的】

1. 熟悉细菌荚膜染色的原理及方法。

2. 熟悉细菌荚膜染色的结果观察。

【实验原理】 细菌荚膜的主要成分是多糖，对染料亲和力差，不易着色，但荚膜通透性较好，某些染料可通过荚膜使菌体着色，染色后呈浅色或无色。因此，荚膜染色常采用负染法，即将菌体和背景着色，而荚膜不着色，使菌体外周呈现一个透明圈。

【实验材料】

1. **菌种** 褐球固氮菌。

2. **试剂** 结晶紫染液、20% 硫酸铜溶液、二甲苯、香柏油。

3. **其他** 取菌环、酒精灯、载玻片、盖玻片、滴管、试管夹、擦镜纸、吸水纸等。

【实验方法】

1. **涂片** 取培养 72h 的褐球固氮菌制成涂片，自然干燥（不可用火焰烘干）。

2. 滴入 1～2 滴结晶紫染液，在火焰上方略加热，至冒蒸汽为止。

3. 加 20%硫酸铜溶液冲洗。

4. **镜检** 干燥后用油镜观察。

【实验结果】 荚膜无色或呈淡紫色，菌体及背景呈紫色。

实验二 细菌的分离培养

细菌的分离培养是研究细菌形态结构、生理特性、致病性、免疫性及细菌鉴别的重要手段之一。根据不同的标本及不同的培养目的，可选用不同的接种和培养方法。常用细菌分离培养和纯培养两种方法。

一、细菌培养基的种类及制备

【实验目的】

1. 熟悉常用细菌培养基的种类。

2. 了解常用细菌培养基的制备过程。

【实验原理】 人工培养细菌，除需要提供充足的营养物质使细菌获得生长繁殖所需要的原料和能量外，尚需要适宜的环境条件，如酸碱度、渗透压、温度和必要的气体等。培养基是用人工方法将多种营养物质按照各类微生物的需要而合成的一种混合营养物质，一般用以分离和培养细菌。培养基 pH 一般为 7.2～7.6，少数的细菌按生长要求调整 pH 偏酸或偏碱。许多细菌在代谢过程中分解糖类产酸，故常在培养基中加入缓冲剂，以保持稳定的 pH。培养基制成后必须经灭菌处理。

【实验材料】

1. **培养基** 液体培养基、半固体培养基、固体培养基及特殊培养基。

2. **其他** 培养皿、大试管、试管塞、pH 试纸。

【实验方法】 培养基种类介绍。

1. 根据培养基的物理状态不同分为液体、半固体和固体三大类。

（1）液体培养基：常用的液体培养基是肉汤培养基，也是制备细菌分离培养基及其他培养基的基础。液体培养基可用于大量繁殖细菌，但必须种入纯种细菌。

（2）半固体培养基：在液体培养基中加入 0.3%～0.5%琼脂粉，则为半固体培养基。半固体培养基可用于观察细菌的动力和短期保存细菌。

（3）固体培养基：在液体培养基中加入 1.5%琼脂粉，即凝固成固体培养基；普通琼脂培养基是常用的固体培养基，包括普通琼脂平板和普通琼脂斜面两种。平板培养基具有较大的表面积，用于从混杂的标本中分离出纯种细菌，其目的是获得较多的单个菌落。斜面培养基不易被污染，常用于培养纯种细菌。

2. 根据培养基的营养组成和用途不同，又分为以下几类。

（1）基础培养基：基础培养基含有多数细菌生长繁殖所需的基本营养成分。它是配制特殊培养基的基础，也可作为一般培养基用，如营养肉汤、营养琼脂及蛋白胨水等。

（2）增菌培养基：增菌培养基包括通用增菌培养基和专用增菌培养基，前者为基础培养基中添加合适的生长因子或微量元素等，以促使某些特殊细菌生长繁殖，如链球菌、肺炎链球菌需在含血液或血清的培养基中生长；后者又称为选择性增菌培养基，除了固有的营养成分外，还需添加特殊抑制剂，有利于目的菌的生长繁殖，如碱性蛋白胨水用于霍乱弧菌的增菌培养。

（3）选择培养基：选择培养基是指在培养基中加入某种化学物质，使之选择性地抑制某些细菌生长，而有利于另一些细菌生长，从而将后者从混杂的标本中分离出来。例如，培养肠道致病菌的 SS 琼脂平板，其中的胆盐能抑制革兰氏阳性菌，枸橼酸钠和煌绿能抑制大肠埃希菌，因而使致病的沙门菌和志贺菌容易分离到。若在培养基中加入抗生素，也可起到选择作用。实际上有些选择培养基与增菌培养基之间的界限并不十分严格。

（4）鉴别培养基：用于培养和区分不同细菌种类的培养基称为鉴别培养基。利用各种细菌分解糖类和蛋白质的能力及其代谢产物不同，在培养基中加入特定的作用底物和指示剂，一般不加抑菌剂，观察细菌在其中生长后对底物的作用结果，从而鉴别细菌。常用的有糖发酵管、三糖铁培养基、伊红-亚甲蓝琼脂培养基等。

（5）厌氧培养基：厌氧培养基是指专供厌氧菌的分离、培养和鉴别用的培养基。这种培养基营养成分丰富，含有特殊生长因子，氧化还原电势低，并加入亚甲蓝作为氧化还原指示剂。其中，脑浸液、肝块和肉渣含有不饱和脂肪酸，能吸收培养基中的氧；硫乙醇酸盐和半胱氨酸是较强的还原剂；维生素 K_1、氯化血红素可以促进某些类杆菌的生长。常用的有庖肉培养基及硫乙醇酸盐肉汤等，并在液体培养基表面加入凡士林或液体石蜡以隔绝空气。

二、纯种细菌的接种

【实验目的】　掌握常用的纯种细菌接种方法。

【实验原理】　由分离培养获得的纯种细菌（单个菌落），可接种到液体培养基、半固体培养基和斜面培养基中，获得该细菌的纯培养。

大多数细菌在液体培养基中生长繁殖后呈现均匀浑浊状态；少数链状的细菌则呈沉淀生长；枯草芽孢杆菌及结核分枝杆菌等专性需氧菌呈表面生长，常形成菌膜。半固体培养基硬度低，有鞭毛的细菌在其中仍可自由游动，沿穿刺线呈羽毛状或云雾状浑浊生长；无鞭毛细菌只能沿穿刺线呈明显的线状生长。细菌在斜面上生长往往堆集在一起，称为菌苔，观察时应注意其数量、颜色、透明度、质地等。

【实验材料】

1. **菌种**　金黄色葡萄球菌、大肠埃希菌。
2. **培养基**　肉汤培养基、半固体培养基及固体斜面培养基。
3. **其他**　取菌环、取菌针、酒精灯等。

【实验方法】

1. 液体培养基接种法

（1）左手持菌种管与肉汤管，管口平齐并适当倾斜，以右手小指与手掌、小指与无名指分别拔取硅胶塞并夹持两塞，管口通过火焰灭菌。

（2）右手持取菌环烧灼灭菌冷却后，伸入菌种管取少量菌种，再伸入肉汤管中，在接近液面的管壁上研磨，然后混入肉汤中。

（3）接种完毕，将取菌环灭菌后放下，管口通过火焰灭菌后塞好管塞，37℃孵育18~24h，观察生长情况，应注意细菌生长数量、浑浊度、有无表面生长及沉淀生长。

2. 半固体培养基接种法

（1）左手持菌种管与半固体培养基管，管口平齐并适当倾斜，以右手小指与手掌、小指与无名指分别拔取硅胶塞并夹持两塞，管口通过火焰灭菌。

（2）半固体培养基接种需用取菌针，取菌针烧灼灭菌冷却后，从菌种管中取菌，接种于半固体培养基中，接种时取菌针从培养基正中心部向下垂直刺入，并沿原线拔出。

（3）接种完毕，将取菌针灭菌后放下，管口通过火焰灭菌后塞好管塞，37℃孵育18~24h后观察结果，应注意细菌生长的数量、形状、有无表面生长及有无动力等。

3. 固体斜面培养基接种法

（1）左手持菌种管与固体斜面培养基管，斜面部均向上，管口平齐并适当倾斜，以右手小指与手掌、小指与无名指分别拔取硅胶塞并夹持两塞，管口通过火焰灭菌。

（2）右手持取菌环烧灼灭菌冷却后，伸入菌种管内，从斜面上取菌少许，接种于待接种的斜面培养基内，接种时自斜面底部轻轻向顶端蜿蜒划线。

（3）接种完毕，将取菌环灭菌后放下，管口通过火焰，塞紧管塞，37℃孵育18~24h，观察细菌生长情况，细菌在斜面上生长往往堆集在一起，称为菌苔，观察时应注意细菌的数量、颜色、透明度及质地等。

【实验结果】

1. 细菌在液体培养基中的生长情况：大多数细菌在液体培养基生长繁殖后呈现均匀浑浊状态；少数链状的细菌则呈沉淀生长；枯草芽孢杆菌、结核分枝杆菌等专性需氧菌呈表面生长，常形成菌膜。

2. 细菌在半固体培养基中的生长情况：半固体培养基硬度低，有鞭毛的细菌在其中仍可自由游动，沿穿刺线呈羽毛状或云雾状浑浊生长。无鞭毛细菌只能沿穿刺线呈明显的线状生长。

3. 细菌在斜面培养基中的生长情况：细菌在斜面上生长往往堆集在一起形成菌苔，观察时应注意其数量、颜色、透明度、质地等。

【注意事项】

1. 烧灼后的取菌环须冷却后才能取菌。

2. 培养管稍倾斜，开塞的管口应始终在酒精灯火焰附近，塞子不能置于桌面上。

3. 接种完毕，将取菌环灭菌后置于试管架上。

三、细菌的分离培养

【实验目的】　掌握常用的细菌分离培养方法。

【实验原理】　在被检的材料中，常存在着两种以上的细菌，故在鉴定前必须进行分离培养，以获得纯培养物。细菌分离培养法也叫细菌分离接种技术，分离培养细菌的方法有多种，常用平板划线法。根据检查材料中菌量的多少，可采用不同的划线方法将混杂的细菌分离。

应用取菌环将细菌在固体培养基平板上划线分离，将混杂细菌逐一分散成单个菌落，一般经过18~24h培养后，单个细菌分裂繁殖成一堆肉眼可见的细菌集团，称为菌落（colony）。各种细菌在固体培养基上形成的菌落大小、形状、颜色、透明度，表面光滑或粗糙、湿润或干燥、边缘整齐与否，以及在血琼脂平板上的溶血情况等均不同，这些有助于识别和鉴定细菌。

【实验材料】

1. **菌种**　金黄色葡萄球菌及大肠埃希菌混合液体培养物。

2. **培养基**　普通琼脂平板。

3. **其他**　取菌环、酒精灯等。

【实验方法】

1. 以右手持取菌环，于酒精灯外焰灭菌后待冷，取混合菌液一环。

2. 左手持表面无水滴的琼脂平板，以拇指启开平板一侧。

3. 将已取菌液的取菌环前缘伸入平板内，将细菌涂于一角。

4. 按图 2-2-14 所示，任选一种方式，自涂菌处划线，划线时使取菌环与平板表面成 30°～40° 夹角轻轻接触，以腕力在平板表面轻快地滑动，划线宜密且均匀，但不可重复，线条长短要接近培养皿边缘，不可集中于中央。

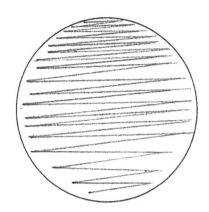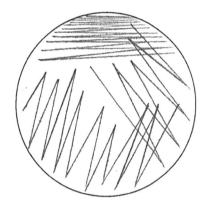

图 2-2-14　平板划线分离培养示意图

5. 划线完毕后，盖好平板，将取菌环灭菌后放下，在平板底部用记号笔标明接种材料名称、日期及操作者，37℃温箱孵育 18～24h。

6. 观察菌落，比较菌落的形态、大小、颜色、透明度、湿润度等有无区别。

【实验结果】　首先观察整个琼脂平板上的菌落形态及种类，然后再选有代表性的各种孤立菌落做如下的详细观察。

大小（size）：一般可描述为针尖大、粟粒大等，或用大、中、小三等级描述。

形状（shape）：圆形、卵圆形、点状等。

颜色（colour）：细菌产生的色素一般有水溶性色素和脂溶性色素。肉眼观察可见，水溶性色素使培养基染上颜色，脂溶性色素只造成菌落本身出现颜色，培养基颜色不变。

表面（surface）：光滑、湿润、干燥、放射状和乳突状等。

边缘（edge）：整齐、波状、锯齿状或羽毛状等。

厚度（thickness）：凸起、扁平、中心凹陷等。

透明度（transparency）：不透明、半透明或透明。

质地（texture）：均质性、颗粒状等。

溶血性（hemolysis）：当用血平板培养某些细菌时，会看到菌落周围出现溶血现象。根据溶血能力的不同，可将其分为 α-溶血（不完全溶血，草绿色溶血环）、β-溶血（完全溶血，透明溶血环）和不溶血三种类型。

菌落类型：光滑型菌落（smooth colony）、粗糙型菌落（rough colony）和黏液型菌落。

【注意事项】

1. 烧灼后的取菌环须冷却后才能取菌。

2. 划线时用腕力，取菌环与培养板表面成30° ～40° 角，取菌环不应嵌进培养基内。

3. 划线宜密且均匀，各个分区要分明。

4. 注意无菌操作，打开平皿盖的时间要尽量缩短，以防空气中杂菌污染。

5. 平板放入培养箱中倒置培养，防止细菌被水冲散。

6. 观察时不要打开培养皿盖子，以防落入杂菌。

7. 对某种细菌菌落特征的描述不能脱离所用的培养基，所以在观察时除关注菌落特征外，一定要清楚所用培养基的种类。

实验三　细菌的分布

微生物种类繁多，繁殖迅速，在自然界分布广泛，江河、湖泊、海洋、土壤及空气等都有数量不等、种类不一的微生物存在，其中以土壤中的微生物最多。在人类和动物的体表以及与外界相通的腔道中亦有不同种类和数量的微生物，其中以细菌、放线菌最多。因此，了解微生物在自然界及正常人体的分布，对于在医疗实践及科学实验中树立无菌观念具有重要的意义。

一、空气中细菌的检查

【实验目的】　了解空气中细菌的分布。

【实验材料】　普通琼脂平板。

【实验方法】

1. 取一块普通琼脂平板开启皿盖，培养基面向上置于实验桌上，另一块平板不开启皿盖做对照。暴露在空气中15～30min后盖好。

2. 置37℃培养18～24h后观察。

【实验结果】　平板培养基表面有不同种类的菌落生长。

二、土壤中细菌的检查

【实验目的】　了解土壤中细菌的分布。

【实验材料】

1. 培养基　普通琼脂平板。

2. 其他　取菌环、酒精灯、土壤、灭菌蒸馏水、灭菌试管等。

【实验方法】

1. 取适量的土壤放入装有5ml灭菌蒸馏水的灭菌试管中，反复摇匀后静置沉淀备用。

2. 用取菌环取装有土壤试管中的上层水，接种到普通琼脂平板中。

3. 置37℃培养18～24h后观察结果。

【实验结果】　平板培养基表面有不同种类的微生物生长。

三、人体皮肤表面细菌的检查

【实验目的】　了解人体表面细菌的分布。

【实验材料】　普通琼脂平板。

【实验方法】

1. 取一块普通琼脂平板，用记号笔在平板背面上分成四等份，标明"空白对照""洗手前"

"洗手后"及"消毒后"等。

2. 开启皿盖，用手指指腹直接在标有"洗手前"区域内琼脂表面涂抹。

3. 用肥皂和自来水清洗该手指，干燥后直接在"洗手后"区域内琼脂表面涂抹。

4. 用酒精涂擦消毒手指，干燥后直接在"消毒后"区域内琼脂表面涂抹。

5. 盖上皿盖，37℃培养18～24h，观察结果。

【实验结果】　平板培养基表面有不同种类和数量的细菌生长。

四、正常人体呼吸道的细菌检查

【实验目的】　了解人体呼吸道细菌的分布。

【实验材料】　血琼脂平板。

【实验方法】

1. 用咳碟法采集样本，将血琼脂平板打开置于接种者口前约10cm处，接种者对准平板表面用力咳嗽数次，直至有飞沫落于培养基表面。

2. 盖好平皿盖，置37℃培养18～24h，观察结果。

【实验结果】　血琼脂平板表面有菌落生长。其中占优势的是一种细小菌落，其周围有草绿色的不完全溶血环，此为咽喉部的正常菌群甲型溶血性链球菌。

实验四　外界因素对细菌的影响

细菌为单细胞微生物，极易受外界环境中各种因素的影响。当环境适宜时，细菌能进行正常的新陈代谢而生长繁殖；若环境条件不适宜或改变剧烈，细菌可发生代谢障碍，生长受到抑制或导致死亡。物理、化学及生物等不同环境因素影响细菌生长繁殖的机制不尽相同，而不同类型细菌对同一环境因素的适应能力也不同。因此，可利用外界环境对细菌的不利因素，抑制或杀灭病原微生物，以达到消毒灭菌的目的。

一、湿热对细菌芽孢和繁殖体的影响

【实验目的】

1. 熟悉湿热对细菌的影响，学习常用的消毒灭菌方法。

2. 了解不同细菌对湿热具有不同的抵抗力。

【实验原理】　高温对细菌有明显的致死作用，主要机制是凝固菌体蛋白质，也可能与细菌DNA双螺旋断裂、细菌细胞膜功能受损及菌体内电解质浓缩有关。湿热灭菌法所需温度比干热法为低，时间较短。尤其是高压蒸汽灭菌，因增加压力而提高沸点，灭菌效果最佳。有芽孢的细菌由于对热的抵抗力比无芽孢细菌强，所以只有采用高压蒸汽灭菌法才能将芽孢彻底杀灭。

【实验材料】

1. **菌种**　大肠埃希菌和枯草芽孢杆菌肉汤培养物。

2. **培养基**　普通琼脂平板、肉汤管。

3. **其他**　取菌环、酒精灯等。

【实验方法】

1. 取普通琼脂平板两块，用记号笔分别在两平板底部注明大肠埃希菌和枯草芽孢杆菌，分别将两块平板底面划分三等份，于每块平板的三等份上分别注明对照、加热100℃ 10min及加热121℃ 20min。

2. 取肉汤管两支，分别注明加热 100℃ 10min 及加热 121℃ 20min，用毛细吸管吸取大肠埃希菌肉汤培养物，于上述两支肉汤管中各加入菌液一滴，混匀，再用取菌环于两支肉汤管的任何一管中取一环菌液接种于大肠埃希菌平板的对照处，然后分别将肉汤管加热 100℃ 10min 及加热 121℃ 20min（高压灭菌器），再各取一取菌环分别接种于平板的相应部位。枯草芽孢杆菌以同法试验。

3. 将两块琼脂平板置 37℃培养 18～24h，比较培养基上两种细菌的生长情况。

【实验结果】 结果判定可参阅表 2-2-1。

表 2-2-1 煮沸和高压灭菌实验结果

细菌名称	100℃ 10min	121℃ 20min	未加热（对照）
枯草芽孢杆菌	细菌生长	细菌不生长	细菌生长
大肠埃希菌	细菌不生长	细菌不生长	细菌生长

二、紫外线杀菌试验

【实验目的】

1. 掌握紫外线的杀菌机制及作用特点。

2. 熟悉紫外线对细菌的影响。

【实验原理】 波长 240～300nm 的紫外线具有杀菌作用，265～266nm 波长紫外线因与 DNA 吸收光谱一致而有明显的杀菌作用。紫外线主要作用于 DNA，使细菌 DNA 相邻的胸腺嘧啶形成二聚体，从而破坏 DNA 构型，干扰其正常复制，导致细菌死亡。紫外线杀菌力虽强，但穿透力弱，故只能用于实验室、病房或手术室内空气及物体表面的消毒灭菌。另外，具有杀菌波长的紫外线对人体皮肤、眼睛等有损伤作用，应注意防护。

【实验材料】

1. **菌种** 大肠埃希菌固体培养物。

2. **培养基** 普通琼脂平板。

3. **其他** 取菌环、酒精灯、紫外线灯、已高压灭菌的"H"形牛皮纸等。

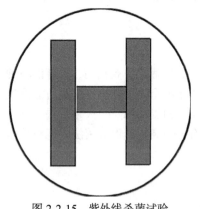

图 2-2-15 紫外线杀菌试验

【实验方法】

1. 以灭菌的取菌环挑取大肠埃希菌培养物，于琼脂平板上密集划线，使细菌均匀密集地分布在平板上。

2. 打开平皿盖，用灭菌的镊子夹取 "H"形牛皮纸贴放在已接种细菌的琼脂平板上（图 2-2-15）。

3. 将平皿敞盖后，置于紫外线灯下 50cm 以内，照射 30min 左右。

4. 用灭菌的镊子揭去牛皮纸，盖上皿盖，于 37℃培养 18～24h 后观察结果。

【实验结果】 琼脂平板培养基表面被牛皮纸覆盖的部位有大量的细菌生长，形成"H"形菌苔，未经牛皮纸覆盖的琼脂平板表面没有细菌生长或仅有少量细菌生长。

三、化学消毒剂对细菌的影响

【实验目的】

1. 熟悉化学消毒剂对细菌的作用及其机制。

2. 了解化学消毒剂的分类。

【实验原理】　有些化学药品浓度高时能杀灭病原微生物，称为化学消毒剂；浓度低时能抑制细菌生长，称为防腐剂。由于化学消毒剂对人体细胞往往具有毒性作用，故只能外用。不同细菌对不同的化学消毒剂具有不同的敏感性。

【实验材料】

1. **菌种**　金黄色葡萄球菌、大肠埃希菌。

2. **培养基**　普通琼脂平板。

3. **试剂**　1%甲紫、2%碘酒、1∶1000新洁尔灭、生理盐水。

4. **其他**　取菌环、酒精灯、灭菌棉签、灭菌滤纸片、灭菌无齿小镊子、学生尺等。

【实验方法】

1. 以灭菌棉签蘸取浓度为 0.5 麦氏单位（菌量约 1×10^8 CFU/ml）的菌液（葡萄球菌和大肠埃希菌），分别涂布于两块琼脂平板培养基上，交叉涂布 2～3 次，使之接种均匀，置室温片刻。

2. 以灭菌无齿小镊子镊取无菌圆形滤纸，分别浸入生理盐水、1∶1000 新洁尔灭、2%碘酒及 1%甲紫内，取出纸片时使滤纸与试管壁接触，以去除多余药液，分别贴在已接种细菌的琼脂平板表面，各纸片间的距离要大致相等（图 2-2-16）。

3. 37℃孵箱培养 16～24h，分别测量各纸片的抑菌环直径，抑菌环的边缘以肉眼见不到细菌明显生长为限。

【实验结果】　如果化学试剂有杀菌作用，在相应滤纸片周围出现无细菌生长的环形区域，即抑菌环。其抑菌环直径的大小表示该消毒剂杀菌作用的强弱。

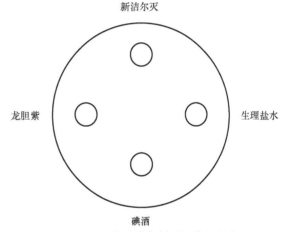

图 2-2-16　化学消毒剂对细菌的影响

四、抗生素敏感试验（纸片法）

【实验目的】

1. 掌握常用抗生素的作用机制及特点。

2. 熟悉常用抗生素对细菌的影响。

【实验原理】　抗生素是某些微生物（大多数为放线菌和真菌，极少数为细菌）在生长繁殖过程中产生的一种合成代谢产物。一种抗生素只对一定种类的微生物具有选择性拮抗作用，这种作用范围称为抗菌谱。抗生素的抗菌试验（药敏试验）是指在体外测定药物抑制或杀死细菌能力的试验。

【实验材料】

1. **菌种**　金黄色葡萄球菌、大肠埃希菌。

2. **培养基**　M-H 琼脂平板。

3. **抗生素纸片**　青霉素纸片、红霉素纸片、环丙沙星纸片、妥布霉素纸片等。

4. **其他**　药敏纸片分配器、取菌环、酒精灯、灭菌棉签、镊子等。

【实验方法】

1. 以无菌棉拭子蘸取浓度为 0.5 麦氏单位（菌量约 1×10^8 CFU/ml）的菌液（葡萄球菌和

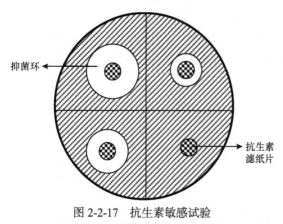

图 2-2-17 抗生素敏感试验

大肠埃希菌），分别涂布于两个培养基上，交叉涂布 2～3 次，使之接种均匀，置室温片刻。

2. 应用药敏纸片分配器将药敏纸片轻压至琼脂表面，15min 后将平皿置 37℃孵箱培养 16～24h，观察结果。

3. 分别测量各纸片的抑菌环直径，抑菌环的边缘以肉眼见不到细菌明显生长为限（图 2-2-17）。并按照美国临床和实验室标准协会（CLSI）的判定标准判定其敏感度，结果分为敏感（S）、中介（I）、耐药（R）。

【实验结果】 药物敏感试验结果判断参考标准见表 2-2-2。

表 2-2-2 微生物药敏试纸的解释标准及质控允许范围 （单位：mm）

抗生素（代号/含量）	抑菌环解释标准			质控菌株抑菌环允许范围	
	R	I	S	大肠埃希菌 ATCC25922	金黄色葡萄球菌 ATCC25923
青霉素（P/10U）	葡萄球菌			—	26～37
	≤28		≥29		
红霉素（E/15μg）	≤13	14～22	≥23	—	22～30
妥布霉素（TM/10μg）	≤12	13～14	≥15	18～26	19～29
环丙沙星（CIP/5μg）	≤15	16～20	≥21	30～40	22～30

实验五 细菌的变异性试验

细菌和其他生物一样，具有遗传性和变异性。细菌的形态、结构、新陈代谢、抗原性、致病性及对药物的敏感性等性状都是由细菌的遗传物质所决定。

细菌变异包括遗传型变异和非遗传型变异。遗传型变异是由于其基因结构发生改变，因此变异的性状可稳定遗传给子代。而非遗传型变异的发生是受到环境因素的影响，基因结构没有发生改变，因此变异的性状不能遗传给子代，如大肠埃希菌的诱导酶、沙门菌鞭毛相的变异等。

遗传型变异的机制包括细菌遗传物质的突变、基因转移和重组。细菌的遗传物质，主要包括染色体、质粒、噬菌体基因组和转座元件等。细菌基因水平转移可以通过接合、转导及转化等方式实现。

一、细菌的菌落变异试验

【实验目的】 通过观察细菌菌落的变异现象，了解细菌菌落变异的人工诱导方法。

【实验原理】 细菌菌落分为光滑型（smooth，S）和粗糙型（rough，R）。在一定条件下，细菌菌落可由 S 型变为 R 型，是为 S-R 变异。S-R 变异是一种全面的变异，除菌落形态不同外，其生化反应性、毒力和免疫原性等也往往发生改变。

【实验材料】
1. **菌种**　光滑型大肠埃希菌培养物。
2. **培养基**　普通琼脂平板。
3. **其他**　5%石炭酸、取菌环、酒精灯。

【实验方法】
1. 将 5%石炭酸加入普通琼脂平板培养基中，使其终浓度为 0.05%～0.1%，制备石炭酸平板。
2. 将光滑型大肠埃希菌接种于上述石炭酸琼脂平板上，37℃培养 18～24h。
3. 挑取单个菌落转种于另一石炭酸琼脂平板上，37℃培养 18～24h。连续传 5～6 代即可获得粗造型大肠埃希菌菌落。
4. 分别挑取光滑型和粗造型大肠埃希菌菌落，划线接种于两个普通琼脂平板上，37℃培养 18～24h，观察比较两型菌落特点。

【实验结果】　光滑型菌落：表面光滑、湿润、边缘整齐；粗造型菌落：表面粗糙、干燥、边缘不整齐。

二、细菌的鞭毛变异试验

【实验目的】　通过观察细菌鞭毛变异的现象，了解细菌鞭毛变异的人工诱导方法。

【实验原理】　某些有鞭毛的细菌（如变形杆菌）在培养基表面培养后可形成特殊的迁徙生长现象，如将其培养在含 0.1%石炭酸琼脂平板上，则细菌鞭毛形成受抑制，失去迁徙能力，只在点种部位形成菌苔。

【实验材料】
1. **菌种**　普通变形杆菌 18～24h 琼脂斜面培养物。
2. **培养基**　普通琼脂平板、含 0.1%石炭酸琼脂平板。
3. **其他**　取菌环、酒精灯。

【实验方法】
1. 分别在普通琼脂平板和含 0.1%石炭酸琼脂平板的边缘点种变形杆菌，勿将细菌划开。
2. 37℃培养 18～24h，观察细菌有无迁徙生长现象。

【实验结果】　变形杆菌点种在普通琼脂平板表面培养后，可呈现迁徙生长现象；而在含 0.1%石炭酸琼脂平板上只在点种局部形成菌苔。

三、细菌 R 质粒的接合传递试验

【实验目的】
1. 熟悉细菌接合的原理。
2. 了解细菌耐药性产生与 R 质粒的关系。

【实验原理】　某些携带有耐药性质粒（R 质粒）的细菌具有对相应抗生素的耐药性，其 R 质粒可通过性菌毛的接合作用传递给药物敏感株，使后者获得相应的耐药性。接合菌可以在含有相应抗生素的培养基中存活从而被筛选、分离出来。

【实验材料】
1. **菌种**
（1）供体菌：含有 R 质粒的多重耐药痢疾杆菌（D15 株，耐氯霉素）。
（2）受体菌：大肠埃希菌（1485 株，耐利福平）。

2. **培养基** LB 液体培养基、LB 琼脂平板。

3. **其他** 无菌吸管、无菌试管、取菌环、乙醇等。

【实验方法】

1. 将供体菌和受体菌分别接种于 LB 琼脂平板上，37℃培养 12～16h。

2. 分别挑取供体菌和受体菌的单个菌落分别接种于 1ml 肉汤培养基中，37℃培养 5～6h。

3. 取供体菌和受体菌菌液各 2 滴加入 1ml 肉汤培养基中，混匀，37℃水浴箱中接合 2h。

4. 制备含有氯霉素和利福平的 LB 琼脂平板，并用记号笔划为 3 个区。

5. 吸取 0.05ml 上述含有接合子的混合液、受体菌菌液、供体菌菌液分别接种于含氯霉素和利福平的 LB 琼脂平板表面相应的区域，37℃培养 16～18h，观察结果。

【实验结果】 由于 LB 琼脂平板中含有氯霉素和利福平两种抗生素，实验中采用的供体菌对利福平敏感，原始受体菌对氯霉素敏感，故两者均不能在该平板上生长。接合子由于通过接合作用获得供体菌对氯霉素的抗性基因，能同时对上述两种抗生素耐药，故可以在该平板上生长。

实验六　化脓性球菌

化脓性球菌是一大群能引起化脓性感染的致病菌，主要包括葡萄球菌、链球菌、肺炎链球菌、脑膜炎双球菌及淋球菌等。该类细菌在形态、排列、染色性、培养特性及生化反应等方面各不相同，因此，主要以此作为该类细菌鉴别的主要依据。

一、化脓性球菌的形态观察及生长情况

【实验目的】 掌握化脓性球菌的形态、排列、染色特性及培养特性。

【实验材料】

1. **菌种** 葡萄球菌、链球菌。

2. **培养基** 普通琼脂平板、血琼脂平板。

3. **试剂** 革兰氏染液、生理盐水。

4. **其他** 取菌环、酒精灯、载玻片等。

【实验方法】

1. **示教片** 葡萄球菌、链球菌荚膜染色示教片。

2. **革兰氏染色** 取葡萄球菌、链球菌培养物（或不同的化脓性组织标本），进行革兰氏染色，然后用油镜检查，观察其形态、排列及染色性。

3. **葡萄球菌的生长情况**（示教） 观察金黄色葡萄球菌、表皮葡萄球菌及腐生葡萄球菌在普通琼脂平板、血琼脂平板上的生长情况，包括菌落形态、大小、表面形状、透明度、颜色和溶血性等。

4. **链球菌的生长情况**（示教） 观察甲型溶血性链球菌、乙型溶血性链球菌及丙型溶血性链球菌在血琼脂平板上的生长情况，包括菌落形态、大小、表面形状、透明度、颜色和溶血性等。

二、触酶活力试验

【实验目的】 掌握触酶试验的原理及意义。

【实验原理】 具有触酶（过氧化氢酶）的细菌，能催化过氧化氢（H_2O_2）产生初生态氧，继而形成氧分子，出现气泡，借此可用于鉴别细菌。

【实验材料】

1. **菌种**　葡萄球菌、链球菌。

2. **试剂**　3% H_2O_2、生理盐水。

3. **其他**　取菌环、酒精灯、载玻片等。

【实验方法】　取洁净载玻片一张，滴加一滴 3% H_2O_2，以取菌环分别取葡萄球菌和链球菌培养物少许，在 H_2O_2 中磨匀，即刻观察结果。同时应做盐水对照试验（以生理盐水代替 3% H_2O_2）。

【实验结果】　在 H_2O_2 中加入细菌后，立即（约 30s）出现气泡者为阳性；反之为阴性。

【注意事项】

1. H_2O_2 浓度不宜过高，若应用 30% H_2O_2，则易出现假阳性结果。

2. 培养物不应含有血液或其他体液，因为血液和体液中含有触酶，容易出现假阳性结果。

三、血浆凝固酶试验

【实验目的】　掌握血浆凝固酶试验的原理及意义。

【实验原理】　某些细菌如金黄色葡萄球菌，能产生血浆凝固酶。血浆凝固酶有两种，一种结合在细菌细胞壁上，不释放出来，称为结合凝固酶，遇到血浆后直接作用于血浆中的纤维蛋白，使细菌凝成颗粒，玻片法测定的血浆凝固酶即为此种。另一种血浆凝固酶被分泌到菌细胞外，称为游离血浆凝固酶，它能使血浆中的纤维蛋白原变为纤维蛋白，试管法测定的血浆凝固酶即为此种。

【实验材料】

1. **菌种**　金黄色葡萄球菌、表皮葡萄球菌。

2. **试剂**　兔血浆、生理盐水。

3. **其他**　取菌环、载玻片、酒精灯、小试管等。

【实验方法】

1. 试管法

（1）取灭菌的小试管 2 支，分别加入 1 : 4 稀释的兔血浆 0.5ml。

（2）用灭菌的取菌环分别取适量金黄色葡萄球菌、表皮葡萄球菌，分别接种于 2 支试管中。

（3）将试管置 37℃水浴中，每 30min 观察 1 次，于 1～4h 内血浆凝固者为阳性；反之为阴性。

2. 玻片法

（1）取洁净载玻片一张，用记号笔将玻片分为 3 格。

（2）在第 1 格加 1 滴生理盐水，第 2 及第 3 格各加 1 滴血浆。

（3）以取菌环取少许金黄色葡萄球菌培养物混悬于第 1 格内，混匀，观察细菌有无自凝现象，以做对照。

（4）取金黄色葡萄球菌培养物混悬于第 2 格内，静置片刻，观察结果。

（5）取表皮葡萄球菌培养物混悬于第 3 格内，静置片刻，观察结果。

【实验结果】　试管法：接种金黄色葡萄球菌的试管内血浆凝固呈胶冻状，为凝固酶阳性。接种表皮葡萄球菌的试管内血浆不凝固，为凝固酶阴性。

玻片法：玻片第 1 格，细菌在生理盐水呈均匀浑浊，试验结果为阴性；第 2 格金黄色葡萄球菌出现明显的颗粒状凝集物，为凝固酶阳性。第 3 格表皮葡萄球菌在血浆中呈均匀浑浊，判为凝固酶阴性。

【注意事项】

1. 玻片法检测血浆凝固酶时，一定要将细菌与血浆研磨均匀。以免影响结果观察。同时需要做生理盐水对照，以排除细菌自凝出现假阳性。

2. 玻片法检测血浆凝固酶时，如不立即发生凝集，可稍待 1~2min，并轻轻晃动玻片，加速反应。如仍无凝集，则判为阴性。

实验七 肠杆菌科

肠杆菌科细菌是一大群生物学性状相似的革兰氏阴性杆菌，常寄居在人和动物肠道中，亦可分布于土壤、水或腐物中。肠杆菌科细菌营养要求不高，易于人工培养，需氧或兼性厌氧生长，生化反应活跃，抗原成分复杂。要从粪便的大量寄生菌中分离鉴定出致病菌，常需采用选择鉴别培养基。而肠道菌之间的相互鉴别，主要依据其生化反应和血清学试验。

一、肠道杆菌的形态染色及生长情况

【实验目的】 掌握肠道杆菌的形态染色及在不同培养基上的生长情况。

【实验材料】

1. **菌种** 大肠埃希菌、变形杆菌、伤寒杆菌。

2. **培养基** 普通琼脂平板、伊红-亚甲蓝平板、SS 琼脂平板、双糖铁培养基。

3. **试剂** 革兰氏染液。

4. **其他** 取菌环、酒精灯、载玻片。

【实验方法】

1. 将大肠埃希菌、变形杆菌及伤寒杆菌分别接种于不同的平板培养基（变形杆菌点种于普通琼脂平板上），37℃培养 18~24h 后观察结果。

2. 观察各种细菌在不同平板上的菌落形态、大小、颜色及透明度，并进行比较。

3. 细菌做革兰氏染色，观察细菌大小、形态、排列及染色性，并进行比较。

二、肠道菌的 API 生化反应鉴定

【实验目的】

1. 熟悉肠道菌的分离培养及鉴定步骤。

2. 熟悉 API 生化鉴定的原理及意义。

【实验原理】 API 是 Analytic Products INC 的简称，API 鉴定系统是由法国生物-梅里埃公司生产的细菌数值分类分析鉴定系统。API 微生物鉴定系统以微生物生化理论为基础，根据微生物对各种生理条件（温度、pH、氧气、渗透压）、生化指标（唯一碳氮源、抗生素、酶、盐碱性）的代谢反应进行分析，并将结果转化成软件可以识别的数据，进行聚类分析，与已知的参比菌株数据库进行比较，最终对未知菌进行鉴定的一种技术。它为微生物检验提供了简易、方便、快捷、科学的鉴定程序，是目前细菌鉴定的国际金标准。

API 20E 试验条由 20 个含干燥底物的小管所组成。这些测定管用于细菌悬液的接种。培养一定时间后，通过代谢作用产生颜色的变化，或是加入试剂后变色而观察其结果。根据说明表判读反应，参照分析图索引和 APILAB Plus 软件得到鉴定结果。API 20E 肠道菌鉴定试剂条可以在 24h 内鉴定革兰氏阴性杆菌。由于 API 技术与传统技术不同，有可能出现不同的生化反应结果。所有沙门菌/沙雷菌鉴定需血清鉴定确认。

　　API 试验条的优点：①覆盖临床常见的几乎所有细菌。②可作为其他鉴定系统的参考标准（文献超过 600 篇）。③快速，操作简便：只需一个菌落配成菌悬液，加入试剂条指定位置的小杯中，孵育后观察颜色的变化，软件辅助解释鉴定结果。④有效期较长。

　　API 20E 试验条所包含的 20 个小管的生化反应原理如下（表 2-2-3）。

表 2-2-3　API 20E 生化反应表

试验	底物	反应/酶	结果	
			阴性	阳性
ONPG	邻硝基苯-半乳糖苷	β-半乳糖苷酶	无色	黄色①
ADH	精氨酸	精氨酸双水解酶	黄色	红/橙色②
LDC	赖氨酸	赖氨酸脱羧酶	黄色	橙色
ODC	鸟氨酸	鸟氨酸脱羧酶	黄色	红/橙色②
CIT	枸橼酸钠	柠檬酸利用	淡绿/黄	蓝绿/蓝③
H₂S	硫代硫酸钠	H_2S 产生	无色/微灰	黑色沉淀/细线
URE	尿素	脲酶	黄色	红/橙色
TDA	色氨酸	色氨酸脱氨酶	（TDA/立即）	
			黄色	深褐色
IND	色氨酸	吲哚产生	（James 试剂/立即或 IND 吲哚/2min）	
			James 无色	James 粉红
			淡绿/黄色 IND 黄色	IND 红色环
VP	丙酮酸盐	3-羟基丁酮产生 甲基乙酰甲醇	（VP 1+VP 2/10min）	
			无色	粉红/红色⑤
GEL	Kohn 明胶	明胶酶	黑色素不扩散	黑色素扩散
GLU	葡萄糖	发酵/氧化④	蓝/蓝绿	黄色
MAN	甘露醇	发酵/氧化④	蓝/蓝绿	黄色
INO	肌醇	发酵/氧化④	蓝/蓝绿	黄色
SOR	山梨醇	发酵/氧化④	蓝/蓝绿	黄色
RHA	鼠李糖	发酵/氧化④	蓝/蓝绿	黄色
SAC	蔗糖	发酵/氧化④	蓝/蓝绿	黄色
MEL	密二糖	发酵/氧化④	蓝/蓝绿	黄色
AMY	苦杏仁苷	发酵/氧化④	蓝/蓝绿	黄色
ARA	阿拉伯糖	发酵/氧化④	蓝/蓝绿	黄色
OX	在滤纸上	细胞色素氧化酶	（OX/1～2min）	
			无色	红色

　　①淡黄可考虑为阳性。②培养 18～24h 后，橙色应判断为阴性。③在顶部判读（需氧）。④发酵始于管的下部，氧化始于管的上部。⑤10min 后出现淡粉红应判断为阴性。

　　（1）ONPG 试验：邻硝基苯-半乳糖苷酶试验。用来检测细菌是否发酵乳糖。原理是乳糖发酵过程中需要乳糖通透酶和 β-半乳糖苷酶才能快速分解，但是有些细菌没有乳糖通透酶，只有半乳糖苷酶，所以会导致迟缓发酵。由此可得，如果某种细菌能够发酵乳糖，那么一定会产生 β-半乳糖苷酶。ONPG 试验是将 ONPG 作为底物，如果细菌产生 β-半乳糖苷酶，那么会水解 ONPG 为半乳糖和黄色的邻-硝基苯酚（ONP），培养液会变成黄色，因此试验结果为阳性。

（2）ADH：精氨酸双水解酶试验。某些细菌能产生精氨酸水解酶，先水解精氨酸生成瓜氨酸和氨，再水解瓜氨酸生成鸟氨酸、氨和二氧化碳，因此使培养基呈碱性。用于阴沟肠杆菌（阳性）和产气肠杆菌（阴性）的鉴别。氨基酸分解过程是在厌氧环境中进行的，所以要加盖液体石蜡造成厌氧环境。

（3）LDC：赖氨酸脱羧酶试验。某些细菌能产生赖氨酸脱羧酶，可以将赖氨酸脱羧生成胺和二氧化碳，使培养基碱性更强呈紫色（溴甲酚紫指示剂）。用来鉴别产气肠杆菌（阳性）与阴沟肠杆菌（阴性）。

（4）ODC：鸟氨酸脱羧酶试验。某些细菌产生鸟氨酸脱羧酶，将鸟氨酸脱羧生成胺和二氧化碳，使培养基呈碱性。用来鉴别阴沟肠杆菌（阳性）和克雷伯菌（阴性）。

（5）CIT：柠檬酸盐（又称枸橼酸盐）利用试验。当柠檬酸盐作为唯一的碳源，某些细菌能利用此碳源而分解柠檬酸盐产生碳酸盐，而使培养基呈碱性，由浅绿色变成深蓝色。肠杆菌科中克雷伯菌属、某些变形杆菌及枸橼酸杆菌属该试验均为阳性；而埃希菌属、志贺菌属和耶尔森菌属该试验均为阴性。

（6）H_2S：硫化氢试验。某些细菌能分解培养基中的含硫氨基酸（如胱氨酸、半胱氨酸）生成硫化氢，遇铅或亚铁离子生成黑色硫化物；或者还原培养基含硫化合物而产生硫化氢，与二价铁生成黑色的硫化亚铁，阴性不产生黑色沉淀。肠杆菌科中沙门菌属、枸橼酸杆菌属和变形杆菌属细菌，绝大多数硫化氢试验阳性，其他菌属阴性。

（7）URE：尿素酶试验。某些细菌能产生尿素酶分解尿素，产生大量的氨使培养基呈碱性。酚红指示剂变红为阳性，不变为阴性。奇异变形杆菌和普通变形杆菌该试验呈阳性，沙门菌该试验呈阴性。

（8）TDA：苯丙氨酸脱氨酶试验。某些细菌可产生苯丙氨酸脱氨酶，使苯丙氨酸脱去氨基，形成苯丙酮酸和游离的氨，加入三氯化铁试剂与苯丙酮酸螯合后产生绿色反应。主要用于鉴定变形杆菌属和摩根菌属细菌，均为强阳性，肠杆菌科中其他细菌均为阴性。

（9）VP 试验：测定细菌产生乙酰甲基甲醇的能力。某些细菌如产气肠杆菌，分解葡萄糖产生丙酮酸，丙酮酸进一步脱羧形成乙酰甲基甲醇。在碱性条件下，乙酰甲基甲醇被氧化成二乙酰，进而与培养基中的精氨酸等含胍基的物质结合形成红色化合物，即 VP 试验阳性。附加试剂中 VP1 是强碱性物质（KOH 溶液）。

（10）GEL：明胶液化试验。某些细菌可产生明胶酶（亦称类蛋白水解酶），这种酶主要为胞外酶，能将明胶先水解为多肽，又进一步水解为氨基酸，失去凝胶性质而液化，使反应孔内的黑色物质扩散而呈阳性反应。变形杆菌、芽孢杆菌等具有很强的胞外酶活性。

（11）IND：吲哚试验。某些细菌能够分解色氨酸生成吲哚，吲哚与试剂中的对二甲氨基苯甲醛生成玫瑰吲哚，变成红色，为阳性反应。该试验用来检测细菌分解色氨酸的能力。

（12）GLU：葡萄糖发酵试验。某些细菌发酵葡萄糖，产酸，变黄。

（13）MAN：甘露醇发酵试验。某些细菌发酵甘露醇，产酸，变黄。

（14）IND：肌醇发酵试验。某些细菌发酵肌醇，产酸，变黄。

（15）SOR：山梨醇发酵试验。某些细菌发酵山梨醇，产酸，变黄。

（16）RHA：鼠李糖试验。某些细菌发酵鼠李糖，产酸，变黄。

（17）SAC：蔗糖发酵试验。某些细菌发酵蔗糖，产酸，变黄。

（18）MEL：蜜二糖发酵试验。某些细菌发酵密二糖，产酸，变黄。

（19）AMY：苦杏仁苷发酵试验。某些细菌发酵苦杏仁苷，产酸，变黄。

（20）ARA：阿拉伯糖试验。某些细菌发酵阿拉伯糖，产酸，变黄。

【实验材料】

1. **菌种**　伤寒杆菌、大肠埃希菌。

2. **试剂**　API 20E 试剂盒、生理盐水、James 试剂、TDA、IND、VP1、VP2、NIT 1、NIT 2、OX、Zn 试剂和液体石蜡。

3. **其他**　取菌环、酒精灯、API 专用一次性加样管等。

【实验方法】

1. 试验条的准备

（1）准备一个培养盒（盘和盖子），倒入约 5ml 蒸馏水于盘的蜂窝小凹中，造成一个湿室。

（2）将菌株资料标记于盘的边沿部分。

（3）从包装中取出试验条放到盘中。

（4）进行 Oxidase 氧化酶检测：在玻片上放上一张滤纸片，在滤纸上滴一滴蒸馏水，取一个菌落涂在滤纸上，加一滴 OX 试剂，如于 1～2min 内呈现深紫色，则为阳性反应。反应结果应记录于结果报告单上成为第 21 个测试。

2. 接种物的制备

（1）打开一安瓿 0.85% NaCl（5ml）或使用无杂质无菌 5ml 盐水/蒸馏水。以接种针从分离物的平板上挑取已分纯单个菌落至悬浮基物中。仔细研匀以达到均一的细菌悬液。

（2）试验条的接种：用吸管将细菌悬液充满 <u>CIT</u>、<u>VP</u> 各 <u>GEL</u> 管；其他管仅充满管部（不是杯部）；<u>ADH</u>、<u>LDC</u>、<u>URE</u>、<u>ODC</u> 和 H_2S，则用矿物油覆盖。

（3）盖上盖子，于 35～37℃孵育 18～24h。

（4）判读试条：35～37℃孵育 18～24h 后，参考说明表判读其结果；记录由自发代谢作用而产生的结果于报告单上；如果葡萄糖是阳性和（或）3 个或 3 个以上测定是阳性的话，加试剂观察结果。

VP 测定：各加 1 滴 VP$_1$ 和 VP$_2$ 试剂，至少等待 10min，浅粉或红色表明阳性结果，记录于报告单。如浅粉或红色在 10～12min 内出现，判断结果为阴性。

TDA 测定：加 1 滴 TDA 试剂，深褐色为阳性反应，记录于报告单上。

IDN 测定：加 1 滴 James 试剂。反应立即发生：粉红色出现在整个反应管者为阳性，记录于报告单上。或加 1 滴吲哚试剂，等 2min，出现红色环表明为阳性反应。

NO$_2$ 测定：各加 1 滴 NIT 1 和 NIT 2 试剂于葡萄糖管内，2～3min 后，出现红色表示阳性反应，阴性反应（黄色）可能由于还原至 N$_2$（有时还有气泡）：加 2～3mg 锌粉到葡萄糖管，5min 后，如果管保持黄色表示 N$_2$ 阳性，记录于报告单上；如果变为粉红色，表明是阴性；硝酸盐仍留管内，被锌粉还原。

此测试能有效帮助对革兰氏阴性，氧化酶阳性杆菌的鉴定。

【实验结果】　用分析图形检索或 APILAB Plus 软件判断结果：所得反应的类型必须以数字化形式记录在报告单中（图 2-2-18），每 3 个测定为一组，每个以 1、2 和 4 标明，在每组中，阳性反应以相应的数字相加，由 API 20E 的 20 个测定可得一个 7 位数。氧化酶反应为其第 21 个反应，如阳性则为 4。有时，7 位数检索编码还不足以区分菌株，需要进行一些补充试验。

查照分析图形索引和 APILAB 软件，查找/输入编号后，可得以下信息：被鉴定出的种名；鉴定百分数，T 索引由模式（典型）图形而得；如有与鉴定相反的测定结果，一般可看该种的阳性反应%；鉴定质量的评价等。

根据 T 值及%Id 的组合，做出评价：

（1）极好的鉴定结果　　　　　%Id≥99.9 及 T≥0.75

（2）很好的鉴定结果　　　　　　 %Id≥99.0 及 T≥0.50

（3）好的鉴定结果　　　　　　　 %Id≥90.0 及 T≥0.25

（4）可以接受的鉴定结果　　　　 %Id≥80.0 及 T≥0

（5）可疑的生化谱

【注意事项】

1. API 20E 鉴定菌谱不包括苛养菌，需采用特别步骤排除需特别营养/培养步骤的菌株。

2. API 20E 的生化反应需孵育 18～24h 后判读，如无法及时判读，试条需从温箱取出并置于 2～8℃保存。

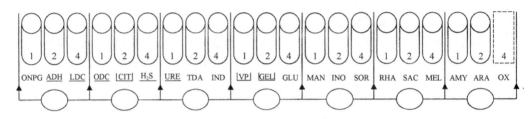

图 2-2-18　API 结果报告单

实验八　结核分枝杆菌

结核分枝杆菌是人类结核病的病原体，其菌体细长，呈分枝状，一般不易着色，但一经着色后能抵抗 3%盐酸乙醇的脱色，故又称为抗酸杆菌。结核杆菌的细菌学检查主要为直接涂片镜检及分离培养等，本实验仅以痰液做抗酸染色以观察结核杆菌的形态及染色特性。

【实验目的】

1. 熟悉抗酸染色的原理及意义。

2. 掌握抗酸染色的操作方法。

【实验原理】　　抗酸染色法（acid-fast staining method）是 1882 年由埃利希（F. Ehrlich）首创并经齐尔（F. Ziehl）改进而创造的一种细菌染色法。其中最具代表性的是齐-内（Ziehl-Neelsen）染色法。

分枝杆菌的细胞壁内含有大量的脂质，包围在肽聚糖的外面，所以分枝杆菌一般不易着色，需经过加热和延长染色时间来促使其着色。但分枝杆菌中的分枝菌酸与染料结合后，很难被酸性脱色剂脱色，故名抗酸染色。齐-内抗酸染色法是在加热条件下使分枝菌酸与石炭酸品红牢固结合成复合物，用盐酸乙醇处理也不脱色。当再加碱性亚甲蓝复染后，分枝杆菌仍然为红色，而其他非抗酸细菌及背景中的物质为蓝色。

【实验材料】

1. **标本**　处理过的肺结核患者的晨痰。

2. **试剂**　石炭酸品红、3%盐酸乙醇、亚甲蓝染液。

3. **其他**　取菌环、酒精灯、载玻片等。

【实验方法】

1. **涂片**　用无菌棉签蘸取少量痰标本均匀涂于洁净载玻片上，室温自然干燥，必要时可将标本面向上，小心在火焰高处略烘，但切勿靠近火焰。

2. **固定**　将干燥的载玻片在酒精灯火焰上往返通过 3～4 次，使其固定，于空气中冷却即可染色。

3. 染色

（1）初染：滴加石炭酸品红于涂片上，于酒精灯火焰上缓慢加热至冒气为止，不可煮沸，如此持续 4～5min，在加热过程中应使染液始终覆于涂片上，如果量过少可继续滴加染液，避免干燥。待载玻片冷却后用水洗。

（2）脱色：用 3% 盐酸乙醇脱色至无色素脱下为止（约 30s）。用水冲洗。

（3）复染：用亚甲蓝染液复染 1min，水洗。

4. 镜检　滤纸吸去多余水分，或将标本置于空气中自然晾干。待标本干燥后，在显微镜油镜下观察结果。

【实验结果】　抗酸菌染成红色，可见分枝状细菌，非抗酸菌及其他细菌等呈蓝色。

【注意事项】

1. 初染时加热勿使染液沸腾、干涸。

2. 3%盐酸乙醇脱色时间不宜过长或过短，至无色素脱下为止。

附：**抗酸染色步骤示意图**（图 2-2-19）

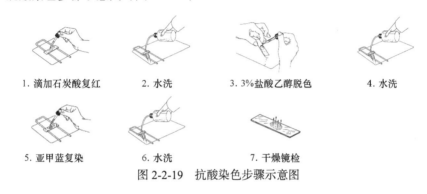

1. 滴加石炭酸复红　　2. 水洗　　3. 3%盐酸乙醇脱色　　4. 水洗

5. 亚甲蓝复染　　6. 水洗　　7. 干燥镜检

图 2-2-19　抗酸染色步骤示意图

实验九　厌氧性细菌

厌氧性细菌简称厌氧菌，是一大群生长和代谢不需要氧气，利用发酵获取能量的细菌的总称。根据能否形成芽孢，可将厌氧菌分为两大类：厌氧芽孢梭菌和无芽孢厌氧菌。厌氧菌分布广泛，可引起多种疾病，特别是无芽孢厌氧菌，大多为人体正常菌群，主要引起内源性感染，临床上由无芽孢厌氧菌引起的感染日益增多。本实验主要观察各种厌氧芽孢梭菌的形态特征并学习厌氧菌的培养方法。

一、厌氧芽孢梭菌的形态观察

【实验目的】　熟悉厌氧芽孢梭菌的形态特征。

【实验材料】　革兰氏染色示教片：破伤风梭菌、产气荚膜梭菌、肉毒梭菌。

【实验结果】

1. **破伤风梭菌**　革兰氏阳性梭菌，菌体细长，芽孢大于菌体，呈圆形，位于菌体末端，使细菌呈鼓槌状，为本菌典型特征。

2. **产气荚膜梭菌**　革兰氏阳性粗大梭菌，芽孢椭圆形，位于次极端，不大于菌体。动物腹腔液涂片荚膜染色，菌体呈粗短杆状，菌体四周有较狭窄的荚膜。

3. **肉毒梭菌**　革兰氏阳性粗大梭菌，芽孢椭圆形，大于菌体，位于菌体次极端，使菌体呈网球拍状。

二、厌氧芽孢梭菌的培养特性观察

【实验目的】 熟悉厌氧芽孢梭菌的培养特性。

【实验材料】

1. **菌种** 破伤风梭菌、产气荚膜梭菌、肉毒梭菌。

2. **培养基** 血平板培养基、牛奶培养基、庖肉培养基。

【实验结果】

1. **血平板培养基** 产气荚膜梭菌菌落中等大小，圆形，表面光滑，半透明，边缘整齐，多数菌株有双层溶血环，内环完全溶血，外环不完全溶血。

2. **牛奶培养基** 产气荚膜梭菌能分解乳糖产酸，使酪蛋白凝固，同时生成大量气体，将凝固的酪蛋白冲成蜂窝状，并将液面上的凡士林蜡层显著向上推挤，甚至可冲开管口棉塞，气势凶猛，称为"汹涌发酵"现象，是本菌的重要特征。

3. **庖肉培养基** 观察庖肉培养基的颜色及石蜡位置是否发生变化。若庖肉培养基颜色变深或呈黑色，表明该菌可分解肉渣中的蛋白质；若庖肉培养基中石蜡的位置上移，表明该菌可分解肉渣中糖类而产生大量气体。

三、厌氧培养法

【实验目的】 学习厌氧菌的常用培养方法。

（一）厌氧罐培养法

【实验原理】 厌氧罐是普通的干燥罐，用物理化学的方法造成缸内的厌氧环境，以供厌氧菌生长。根据使用厌氧罐的大小不同，可以选择适用于不同的厌氧罐的产气袋，无须加水和催化剂。

【实验材料】

1. **菌种** 产气荚膜梭菌。

2. **培养基** 血琼脂平板。

3. **其他** 取菌环、酒精灯、OXOID 厌氧产气袋（AN0025A）、厌氧指示剂、2.5L OXOID 厌氧罐。

【实验方法】

1. 用划线接种方法将产气荚膜梭菌接种于血琼脂平板上。

2. 将已经接种细菌的平皿放入厌氧罐中，取一片厌氧指示剂，沿虚线剪开，将内容物抽出 10mm，放在指定位置。

3. 沿厌氧产气袋上的指示线将其撕开，取出其中的产气袋（纸袋）（注意不要撕破纸袋）。

4. 马上将产气袋放置在厌氧罐中的指定位置。

5. 立即封闭厌氧罐。

6. 培养结束后将平板取出，观察结果。

【注意事项】

1. 产气袋与空气接触就会产热，注意安全。

2. 【实验方法】中的步骤 2～4 必须在 1min 内完成，否则会影响厌氧效果。

3. 所使用过的产气袋应妥善处理。

（二）气袋法

【实验原理】 在塑料袋内造成厌氧环境来培养厌氧菌。塑料袋透明而不透气，内装气体发生管、亚甲蓝指示管、钯催化剂管、干燥剂。放入已接种的平板后，尽量挤出袋内空气，然后密封袋口。先折断气体发生管，再折断亚甲蓝指示剂管，使塑料袋内在半小时内呈无气状态。

【实验材料】

1. **菌种**　产气荚膜梭菌。

2. **培养基**　血平板培养基。

3. **其他**　取菌环、酒精灯、厌氧袋、H_2和CO_2发生管各 1 支、还原剂亚甲蓝指示管 1 支及钯粒若干。

【实验方法】

1. 用划线接种方法将产气荚膜梭菌接种于血琼脂平板。

2. 无毒透明不透气的塑料袋内置 H_2 和 CO_2 的发生管各 1 支、还原剂亚甲蓝指示管 1 支及钯粒若干。

3. 将已接种标本的平板（可放 1～2 个）装入塑料袋中，尽量挤出袋内空气，然后密封塑料袋。

4. 折断 H_2 和 CO_2 发生管，30s 后再折断无色亚甲蓝指示管。如亚甲蓝指示管仍不变蓝色，即表示袋内已呈无氧状态。

5. 将塑料袋置 37℃培养 24～48h 后，观察厌氧生长的情况。

（三）厌氧手套箱法

【实验原理】　厌氧手套箱是迄今为止国际上公认的培养厌氧菌最佳仪器之一。它是一个密闭的大型金属箱，箱的前面是有机玻璃透明面板，板上装有两个手套，可通过手套在箱内进行操作，故名。该箱可调节温度，本身是孵箱或孵箱即附在其内，还可放入立体显微镜便于观察厌氧菌菌落，适于厌氧细菌的大量培养研究。金属硬壁型厌氧箱的抽气、充气、厌氧环境和温度等均系自动调节。

【实验材料】

1. **菌种**　产气荚膜梭菌。

2. **培养基**　血琼脂平板。

3. **其他**　取菌环、酒精灯等。

【实验方法】　以美国 SHELLAB 公司的 Bactron Ⅲ型厌氧培养系统为例介绍如下：

1. 打开缓冲室外门，将培养基及菌种等物品放入缓冲室后即关上外门。

2. 按下循环起始钮，真空泵即开始运转，排气减压、充气（H_2、CO_2、N_2），反复 2～3 次。

3. 手伸入手套打开缓冲室内门，混合气体即流入缓冲室。

4. 当厌氧状态指示灯亮时，将培养基及菌种等物品移入操作室内，关闭内门。

5. 在厌氧环境操作箱内，将菌种接种于培养基上，置于操作室里的培养箱内，24～48h 后观察有无细菌生长。

实验十　棒状杆菌属及芽孢杆菌属

棒状杆菌属是一群革兰氏阳性杆菌，因菌体一端或两端膨大呈棒状而得名。无鞭毛、芽孢及荚膜，菌体染色不均匀，常出现节段状浓染或菌体两端着色较深的异染颗粒。排列多不规则，有的菌种呈栅栏状。棒状杆菌属的细菌种类较多，对人类致病的主要是白喉杆菌。

芽孢杆菌属是一群需氧，能形成芽孢的革兰氏阳性大杆菌。本属包括对人和动物致病的炭疽芽孢杆菌，可引起食物中毒的蜡状芽孢杆菌，非致病性的枯草芽孢杆菌等近 50 种细菌。

【实验目的】

1. 熟悉白喉杆菌的形态及染色性。

2. 熟悉炭疽杆菌与枯草杆菌的形态及染色性。

【实验材料】

1. 白喉杆菌阿氏染色示教片。

2. 炭疽杆菌、枯草杆菌革兰氏染色示教片。

【实验结果】

1. 白喉杆菌阿氏染色示教片：菌体呈蓝绿色，异染颗粒呈蓝黑色。

2. 炭疽杆菌革兰氏染色示教片：革兰氏阳性粗大杆菌，两端平切，有时略为凹陷。纯培养物呈长链，菌体相连处有清晰的间隙如竹节状。芽孢呈卵圆形，位于菌体中央。在机体内或血清培养基中可形成荚膜，厚薄均匀。

3. 枯草杆菌革兰氏染色示教片：革兰氏阳性粗大杆菌，两端钝圆，呈短链或长链状排列。芽孢小于菌体，呈卵圆形，位于中央或近端。无荚膜。

实验十一　支原体的形态观察

支原体是一类没有细胞壁的原核生物，由于其缺乏细胞壁，因而形态上呈多形态性，是目前已知能在无生命培养基中生长繁殖的最小原核细胞微生物。

【实验目的】　熟悉支原体的形态及菌落特征。

【实验材料】

1. 支原体吉姆萨染色示教片。

2. 支原体菌落示教片。

【实验结果】

1. 支原体吉姆萨染色示教片：支原体呈多形性，常呈球形、杆状、丝状或颗粒状，染色为淡紫色。

2. 支原体菌落示教片：菌落形态呈"油煎蛋"状，即圆形，菌落中心较厚，着色深；边缘整齐，较透明，色浅淡。

实验十二　螺旋体形态观察及血清学试验

螺旋体是一群细长，柔软、弯曲呈螺旋状，运动活泼的原核细胞型微生物。螺旋体种类多，对人体有致病性的有三属，即疏螺旋体属（如回归热螺旋体）、密螺旋体属（如梅毒螺旋体）和钩端螺旋体属（如问号钩端螺旋体）。

一、螺旋体形态观察

【实验目的】　熟悉螺旋体的形态特征。

【实验材料】

1. 回归热螺旋体示教片。

2. 梅毒螺旋体示教片。

3. 钩端螺旋体示教片。

【实验结果】

1. **回热螺旋体示教片**　患者血涂片，瑞特染色，油镜下可见紫色细而弯曲的疏螺旋体。

2. **梅毒螺旋体示教片**　患者组织切片，镀银染色，油镜下可见棕色的密螺旋体（图 2-2-20）。

3. **钩端螺旋体示教片**　钩端螺旋体培养物涂片，镀银染色，油镜下可见一端或两端带钩的棕色螺旋致密的螺旋体（图 2-2-21）。

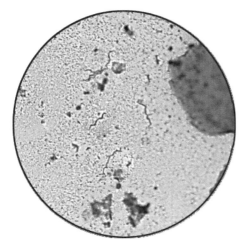
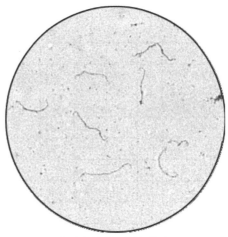

图 2-2-20　梅毒螺旋体（镀银染色，×1000）　　　图 2-2-21　钩端螺旋体（镀银染色，×1000）

二、梅毒螺旋体血清学试验

【实验目的】　熟悉梅毒螺旋体的血清学检查 TPPA 的原理及意义。

【实验原理】　梅毒螺旋体明胶凝集试验（treponema pallidum particle agglutination assay，TPPA）是将梅毒螺旋体（Nichols 株）的精制菌体成分包被在人工载体明胶颗粒上（致敏粒子），与待测血清中梅毒螺旋体（*Treponema pallidum*，TP）抗体发生粒子凝集反应（particle agglutination test，PA）。由此可以检测出血清或血浆中的梅毒螺旋体抗体，并且可用来测定抗体效价。

该检查方法简单（Microtiter 法）适用于大量样品的筛选。反应时间短，2h 之后可以进行判定。

【实验材料】

1. **TPPA 试剂盒**（日本富士赛乐迪亚）　由下述试剂组成（注：进行定性试验时的样品数）。

A：溶解液（液状）：用于调制致敏粒子和未致敏粒子。

B：血清稀释液（液状）：用于样品的稀释。

C：致敏粒子（冷冻干燥）：调制浓度为 1% 的 TP（Nichols 株）致敏明胶粒子。

D：未致敏粒子（冷冻干燥）：经单宁酸处理调制浓度为 1% 的明胶粒子。

E：阳性对照血清（液状）：用抗 TP（Nichols 株）家兔免疫血清调制抗体效价为 1∶320（最终稀释倍数）。

2. **其他**　微量滴管、微量反应板、微量加样器、平板混合器、判定用观测板。

【实验方法】

1. 用微量滴管将血清稀释液滴入微量反应板第 1 孔中，共计 4 滴（100µl），从第 2 孔至最后一孔各滴入 1 滴（25µl）（表 2-2-4）。

2. 用微量移液管取样品 25µl 至第 1 孔中，然后用微量移液管以 2n 的方式从第 1 孔稀释至最后一孔。

3. 用试剂盒中提供的滴管在第 3 孔中滴入 1 滴（25µl）未致敏粒子，从第 4 孔至最后一孔各滴入 1 滴（25μl）致敏粒子。

4. 用平板混合器以不会导致微量反应板内容物溅出的强度混合 30s，加盖后于室温（15～30℃）下水平静置。2h 后，在观察镜上记录并观察其反应图像，或者利用免疫稀释判定装置进行测定。另外，即使静置至次日也不会影响其判定结果。

表 2-2-4　TPPA 的加样示意表

Well No.	1	2	3	4	5	6	7	8	9	10	11	12
血清稀释液（μl）	100	25	25	25	25	25	25	25	25	25	25	25
样品或对比用阳性血清（μl）	25	25	25	25	25	25	25	25	25	25	25	25
样品稀释比	1∶5	1∶10	1∶20	1∶40	1∶80	1∶160	1∶320	1∶640	1∶1 280	1∶2 560	1∶5 120	1∶10 240
未致敏粒子（μl）			25									
致敏粒子（μl）				25	25	25	25	25	25	25	25	25
最终稀释比			1∶40	1∶80	1∶160	1∶320	1∶640	1∶1 280	1∶2 560	1∶5 120	1∶10 240	1∶20 480

进行混合，盖上盖后静置反应 2 小时

判定

【实验结果】　反应图像的判定：在判定用观测板上静置微量反应板，观察粒子的反应图像。将反应图像与介质对照的图像进行比较，并参照表 2-2-5 进行判断。

表 2-2-5　TPPA 反应图像的判定

反应图像	判定
粒子呈纽扣状聚集，呈现出外周边缘均匀且平滑的圆形	（－）
粒子形成小球状，呈现出外周边缘均匀且平滑的圆形	（±）
粒子环明显变大，其外周边缘不均匀且杂乱地凝集在周围	（+）
产生均一的凝集，凝集粒子在底部整体上呈膜状延展	（++）

判定基准：

阳性：未致敏粒子（最终稀释比为 1∶40）的反应图像判定为（－），致敏粒子（最终稀释比在 1∶80 以下）的反应图像判定为（+）时，最终判定为阳性。同时显示出反应图像为（+）时的最终稀释比作为抗体效价。

阴性：无论未致敏粒子呈现何种反应图像，只要致敏粒子（最终稀释比为 1∶80）的反应图像显示为（－）时，最终判定即为阴性。

保留：未致敏粒子（最终稀释比为 1∶40）的反应图像判定为（－）且致敏粒子（最终稀释比为 1∶80）的反应图像判定为（±）时，最终判定为保留。

【注意事项】

1. 样品中如果存在红细胞等其他有形成分，会给反应带来不便，所以应在离心将其除去之后再进行检查。致敏粒子及未致敏粒子在使用之前均应混匀后再使用。

2. 微量反应板中的内容物充分混合后再静置。

3. 反应静置过程中，一定要对微量反应板加盖并禁止振摇。

4. 严格按照本试剂的保存条件保存，注意不要冻结各种试剂。

5. 试剂盒内的冷冻干燥品原则上仅限于调制当天使用，但如果保存在 2～10℃下，7d 之内都很稳定。

实验十三　真菌学实验

真菌（fungus）是一大类真核细胞型微生物。细胞核高度分化，有核膜和核仁，胞质内有完整的细胞器。少数为单细胞结构，多数为多细胞结构。真菌分布广泛、种类繁多，其中多数对人类有益，少数可引起人和动植物疾病。

一、真菌的形态结构和菌落观察

【实验目的】
1. 掌握白假丝酵母菌的形态结构特点。
2. 熟悉菌丝和孢子的形态结构特点。
3. 了解不同种类真菌的菌落形态特征。

【实验原理】　真菌的形态多样，大小不一。真菌的结构及其培养特性等是其重要的鉴别指标之一。

真菌种类繁多，分为单细胞真菌和多细胞真菌两大类。

单细胞真菌菌落呈圆形或椭圆形，如酵母型真菌和类酵母型真菌。酵母型真菌：不产生菌丝，形成与细菌菌落类似的酵母型菌落。类酵母型真菌：以芽生方式繁殖，在显微镜下可见假菌丝，由芽管延长至培养基不与母细胞分离而形成。菌落外观与酵母型菌落类似，称类酵母型菌落，如白假丝酵母菌。

多细胞真菌由菌丝和孢子构成，一般为丝状型菌落。多细胞病原性真菌的菌丝多数有隔，称为有隔菌丝。显微镜下菌丝形态有梳状、螺旋状、球拍状、鹿角形或结节状，在鉴别上有一定价值。孢子也是真菌鉴别分类的重要依据，分为有性孢子和无性孢子。非致病性真菌多产生有性孢子。大多数病原性真菌产生无性孢子，大体可分为三种：①叶状孢子（包括芽生孢子、关节孢子和厚膜孢子）；②分生孢子（包括大分生孢子和小分生孢子）；③孢子囊孢子。

【实验材料】
1. 菌种　白假丝酵母菌、絮状表皮癣菌、黄曲霉菌、烟曲霉菌的培养物。
2. 示教片　白假丝酵母菌、菌丝、孢子、大分生孢子。

【实验结果】
1. 示教片
（1）白假丝酵母菌示教片：注意观察细胞和假菌丝的形态（图 2-2-22）。
（2）菌丝示教片：注意观察不同的菌丝形态（图 2-2-23）。
（3）孢子示教片：注意观察不同的孢子形态（图 2-2-23，图 2-2-24）。

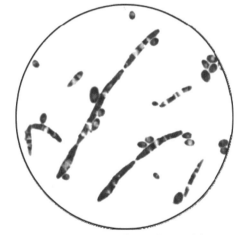

图 2-2-22　白假丝酵母菌假菌丝（革兰氏染色，×1000）

2. 真菌的菌落观察（示教）
（1）酵母型菌落：乳白色，外观湿润，柔软而致密，类似一般细菌菌落，显微镜下观察可见单细胞性的孢子，无菌丝。多次传代后可呈黏液状菌落。

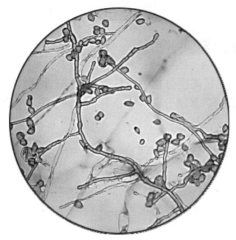

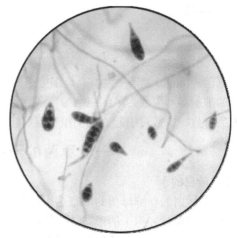

图 2-2-23　菌丝和孢子（×400）　　　图 2-2-24　表皮癣菌大分生孢子（棉兰染色，×400）

（2）类酵母型菌落：外观与酵母菌菌落相同，呈乳酪状，暗淡无光，在显微镜下观察可见有假菌丝深入培养基中。

（3）丝状型菌落：观察丝状菌在沙保培养基上的生长情况，记录形态和颜色。

二、真菌的培养法

【实验目的】

1. 了解真菌培养常用的沙保培养基的特点。

2. 熟悉真菌大培养法和小培养法的基本步骤。

【实验原理】　通过直接镜检一般只能初步判断有无真菌感染，进一步确定感染真菌的种类需通过培养方法进行诊断。为了统一标准，真菌培养常用沙保培养基（Sabouraud dextrose agar，SDA）作为形态鉴定的标准培养基。根据不同要求，医学真菌培养还可选用分离、富集、选择或特性研究等含不同成分的培养基。

【实验材料】

1. **菌种**　白假丝酵母菌、絮状表皮癣菌。

2. **培养基**　沙保培养基。

3. **其他**　取菌针、克氏瓶、不锈钢小环、载玻片、盖玻片等。

【实验方法】

1. **大培养法**

（1）将灭菌沙保培养基冷至 45℃倾入克氏瓶内使成平板，或倾入大试管中制成斜面，置37℃培养 24h，无菌生长即可使用。

（2）用灭菌的取菌针挑取检验材料或菌种少许，接种于克氏瓶或斜面培养基上，同时用取菌针在接种处向下穿刺一下，将标本带入培养基内部。

（3）接种后培养于 25℃，经 1～3 周可长成典型菌落。

2. **小培养法**

（1）用不锈钢丝制成一个小环，环不完全封闭，留有一个小缺口。

（2）将此金属环灭菌后，放在一个无菌载玻片上，其表面覆以无菌盖玻片，四周用蜡封闭。

（3）自环边缺口处用毛细管注入熔化的沙保培养基，使其充满大半个钢圈。

（4）待培养基凝固后，即可用取菌针挑取菌种，从小孔沿盖玻片之底面穿刺接种，然后将小孔用无菌棉花塞住，置于无菌平皿内，放一团浸湿的棉花以提供水分。

（5）将此平皿置于 22～25℃温箱中培养 3～5d，用低倍镜或高倍镜直接观察。

三、浅部真菌的临床标本检查

【实验目的】

1. 熟悉浅部真菌的临床标本检查程序。

2. 了解表皮癣菌菌丝和孢子的显微形态。

【实验原理】　对于真菌病的诊断，不论浅部或深部感染，临床标本的真菌学检查是重要的步骤。检查方法包括直接镜检、培养、组织病理学检查和动物实验等。浅部真菌的临床标本检查一般包括标本采集、处理、镜检和培养鉴定等。

【实验材料】

1. 标本　足癣患者皮屑（学生自备）。

2. 试剂　10% KOH 溶液。

3. 其他　灭菌刀片、镊子、酒精灯、载玻片、盖玻片等。

【实验方法】

1. 标本采集（足癣标本）　用小刀刮取足部损害边缘皮屑，若是足趾间有损害，应选择潮湿或干裂皮屑，贴近真皮表面及活动皮损的边缘，用过的镊子或刀片应立即经火焰灭菌。

2. 标本处理　将标本放于载玻片上，滴 1～2 滴 10% KOH 溶液，加盖玻片，在火焰上稍加热往返数次，放置 10min 后用手轻轻按几次盖玻片，若能使之压平即可镜检。

3. 镜检　先用低倍镜观察到被检物后，转移至高倍镜观察，可见上皮细胞、细长分枝状的有隔菌丝和呈不同形态的孢子。

【注意事项】　严格无菌操作，避免污染。

实验十四　病毒的形态学观察

病毒是一种个体微小，结构简单，只含一种核酸（DNA 或 RNA），必须在活细胞内寄生的非细胞型微生物。因体积微小，必须用电子显微镜放大几万至几十万倍才可观察。

【实验目的】

1. 熟悉电镜下常见病毒的形态学特点。

2. 掌握光学显微镜下常见病毒包涵体的形态特点。

【实验原理】　病毒颗粒小，常以纳米（nm）作为其大小的单位，多数人和动物病毒呈球形或近似球形，少数为杆形、丝形弹状和砖块状。利用电子显微镜可更精确地观察各种病毒颗粒的形态和结构。

某些病毒感染宿主细胞以后，可在细胞内形成包涵体。根据包涵体形成的部位可分为胞质内包涵体和核内包涵体，如根据染色反应则可分为嗜碱性包涵体和嗜酸性包涵体。一种病毒所产生的包涵体具有一定形态特征和特定部位，因此包涵体的检查，对诊断某些病毒性疾病有一定的辅助价值。

【实验材料】　病毒包涵体示教片：狂犬病病毒包涵体，痘苗病毒包涵体，麻疹病毒包涵体，巨细胞病毒包涵体。

【实验结果】

1. 狂犬病病毒包涵体　该病毒为 RNA 病毒，在易感动物及人的中枢神经细胞中增殖，形成胞质内嗜酸性的椭圆形包涵体，称为内基（Negri）小体。对患病犬脑组织进行切片，经 HE 染色，内基小体位于胞质内，呈圆形或椭圆形红色斑块（图 2-2-25）。

2. **痘苗病毒包涵体** 痘苗病毒为双链 DNA 病毒，具有嗜皮肤性和嗜神经性两种毒株。本实验是将痘苗病毒接种于家兔角膜后在角膜上皮细胞中形成的胞质内嗜酸性包涵体（图 2-2-26）。

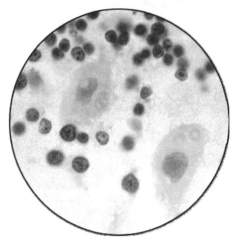 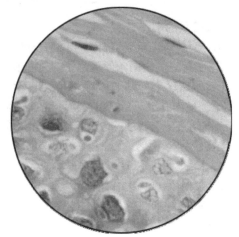

图 2-2-25　狂犬病病毒包涵体（×1000）　　　图 2-2-26　痘苗病毒包涵体（×1000）

3. **麻疹病毒包涵体** 麻疹病毒为单负链 RNA，通常感染人胚肾细胞后，可引起细胞融合，形成多核巨细胞，在胞质内或核内形成嗜酸性包涵体。

4. **巨细胞病毒包涵体** 巨细胞病毒为双链 DNA，在人胚肺二倍体细胞中增殖后，在感染细胞核内可出现核周围绕有一轮"晕"的大型嗜酸性包涵体。

实验十五　病毒的培养

由于病毒缺乏细胞结构，只含一种核酸，因此病毒是严格的活细胞内寄生的微生物。病毒的分离培养主要采用细胞培养法、鸡胚培养法及动物接种法。具体应根据不同病毒的特性及研究目的进行选择。

一、细胞培养法

细胞培养在病毒学研究中应用最为广泛，除可用于病毒的分离培养外，还可用于研究病毒的繁殖过程及病毒的传染性，探讨抗病毒药物对病毒的作用机制、病毒抗原的制备及疫苗的生产等，亦可用于病毒性疾病的诊断和流行病学调查等。常用于病毒分离培养的有原代细胞、人胚二倍体细胞和传代细胞。

（一）原代细胞培养

【实验目的】　了解原代细胞培养的基本程序。

【实验原理】　原代细胞是指动物或人体组织自机体取出后，经胰蛋白酶液或其他细胞分散剂消化处理，得到单个细胞悬液，以一定量接种到细胞培养瓶中，加入细胞生长必需的营养液，置合适温度中经一段时间的培养，分散的细胞即贴壁，开始分裂增殖并逐步长成均匀致密的单层细胞。

二倍体细胞是指正常机体组织细胞在体外培养，能分裂 50～100 代仍保持其二倍染色体数目不变的细胞株。可来源于胚胎肺或胚胎肾等组织。以人胚肺细胞为例，介绍原代细胞培养法。

【实验材料】

1. 4～6 月胚龄的胎儿（水囊引产或早产儿，死亡后不超过 8h）。

2. **试剂**　0.25%胰蛋白酶液、细胞营养液（RPMI1640/DMEM 等）、Hanks 液、胎牛血清、抗生素（青霉素及链霉素）、5%碳酸氢钠溶液等。

3. **其他**　无菌吸管、细胞培养瓶、无菌平皿、眼科剪、眼科镊子等。

【实验方法】

1. 以无菌操作取出胚胎肺放入平皿中，用 Hanks 液（已调 pH 至 7.4 并加入 1%抗生素）洗 2 次。剥去肺包膜，用眼科剪将肺组织剪成 1mm 左右的小块，用 Hanks 液洗 2～3 次。

2. 将组织块移入小瓶（青霉素瓶即可）内，加入约 5 倍于组织块量的 0.25%胰蛋白酶液，置 37℃水浴消化 15～30min，需不时地摇动（也可置 4℃冰箱中过夜，但胰蛋白酶液浓度应适当稀释）。

3. 吸去胰蛋白酶液，用 Hanks 液洗 2 次，以除去剩余的胰蛋白酶液，再加入适量的 Hanks 液洗涤，离心 1000g，10min，弃上清液。

4. 加入少量培养液（细胞营养液加 10%牛血清及 1%抗生素），用吸管反复吹打，直至组织块成为分散的细胞为止。吸出 0.1ml 细胞悬液，加入 0.9ml Hanks 液，混匀后吸出少量悬液滴入血细胞计数板，在低倍镜下按白细胞计数方法计数，并按下列公式计算出每毫升细胞数。

$$每毫升细胞数 = \frac{4 大格细胞数}{4} \times 10\,000 \times 稀释倍数$$

5. 用培养液稀释细胞液，使细胞浓度为 5×10^4 个/ml，然后分装至细胞培养瓶，塞好瓶塞，置 5% CO_2，37℃孵箱培养，逐日观察细胞生长情况。24h 细胞可贴壁，3d 可长成单层。

（二）细胞的传代培养

【实验目的】　熟悉细胞传代的基本程序。

【实验原理】　细胞在培养瓶长成致密单层后，一方面细胞之间相互接触而发生接触性抑制，生长速度减慢甚至停止；另一方面也会因营养物不足和代谢物积累而不利于生长或发生中毒。此时就需要将培养物分割成小的部分，重新接种到另外的培养瓶内，再进行培养。这个过程就称为传代（passage）或者再培养（subculture），使细胞能继续生长，同时也将细胞数量扩大。

传代培养是一种将细胞种保存下去的方法，同时也是利用培养细胞进行各种实验的必经过程。悬浮细胞直接分瓶就可以，而贴壁细胞需经消化后才能分瓶。以人胚肺细胞为例，介绍传代细胞培养法。

【实验材料】

1. **细胞株**　人胚肺成纤维细胞。

2. **试剂**　0.25%胰蛋白酶液、细胞培养液等。

3. **其他**　细胞培养瓶、无菌吸管等。

【实验方法】

1. **洗涤**　细胞生长至约 80%汇合状态时，弃去旧培养液，加入约 2ml Hanks 液，轻轻晃动，洗涤细胞生长面，弃去 Hanks 液。

2. **消化**　加入约 1ml 0.25%胰蛋白酶液消化。肉眼或倒置显微镜下观察消化细胞，若胞质回缩，细胞之间不再连接成片，表明此时细胞消化适度，小心弃去胰蛋白酶液。

3. **吹打分散**　加入 2～3ml 培养液，用吸管将瓶壁上的细胞吹打分散。

4. **接种**　加入适量培养液，用吸管吹打分散细胞，平均接种至 2 个新培养瓶中，置 37℃，5% CO_2 培养箱培养，2～3d 长成单层，可再传代使用。

二、鸡胚培养法

【实验目的】 熟悉鸡胚培养的基本程序。

【实验原理】 鸡胚是处于正在分化发育中的胚胎组织，组织分化程度低，对多种病毒敏感，有多种可供选择的囊腔及囊膜，其主要优点包括鸡胚来源充分，操作简便，易于管理，本身带病毒的情况少见等。鸡胚培养为常用的病毒培养法，目前主要用于痘类病毒、黏病毒和疱疹病毒的分离、鉴定、抗原制备和疫苗生产等。特别用于流感病毒的初次分离。

【实验材料】

1. **病毒毒种** 流行性感冒病毒悬液、乙型脑炎病毒液及单纯疱疹病毒悬液（模拟）。

2. **鸡胚蛋**。

3. **试剂** 无菌生理盐水。

4. **其他** 卵架、检卵灯、碘酒、酒精、无菌手术刀、无菌镊子、无菌剪刀、注射器及针头、平皿、透明胶带等。

【实验方法】

1. 鸡胚的准备

（1）选择表面光泽干净、白色蛋壳的受精卵，置38～39℃孵卵器内孵育，相对湿度40%～70%，每日翻动鸡胚1次。

（2）从第4天起，用检卵灯观察鸡胚发育情况，淘汰未受精卵；受精卵可看出清晰的血管和鸡胚的暗影，随着转动鸡胚可见胚影活动。

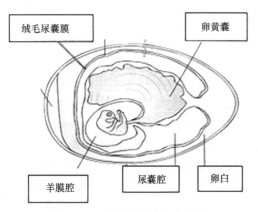

图 2-2-27 鸡胚的构造及接种部位

（3）随后每天观察 1 次，若出现胚动呆滞、胚影固定于卵壳或血管昏暗模糊者，表明鸡胚濒死或已死亡，需随时淘汰。生长良好的鸡胚一直孵育到适当的胚龄。

2. 接种与收获（图 2-2-27）

（1）尿囊腔接种法

1）取 9～11 日龄鸡胚，在检卵灯下面划出气室界线，于胚胎面与气室交界的边缘上约 1mm 或在胚胎的对侧处，避开血管做一标记作为注射点。

2）用碘酒、酒精消毒后，用无菌手术刀刀尖在记号处打一小孔。

3）用无菌注射器吸取流行性感冒病毒悬液，从小孔处刺入 5mm，注入病毒液 0.1～0.2ml。

4）用透明胶带封闭注射孔，记号笔做好标记，放卵架上置 33～35℃孵箱孵育，每日检视鸡胚，如果鸡胚在接种后 24h 内死亡者为非特异性死亡，弃之。孵育 48～72h 取出，放 4℃冰箱过夜。

5）次日取出鸡胚，消毒气室部位卵壳，用无菌剪刀沿气室线上缘剪去卵壳，用无菌镊子撕去卵膜。

6）用无菌毛细吸管吸取尿囊液，收集于无菌试管内。

（2）卵黄囊接种法

1）取 6～8 日龄鸡胚，于检卵灯下面划出气室及胚胎位置，垂直放于卵架上，气室端向上。

2）碘酒、酒精消毒卵顶部气室中央，用无菌手术刀刀尖锥一小孔。

3）用装有 12 号长针头的 1ml 注射器吸取乙型脑炎病毒液，对准胚胎对侧自小孔刺入，垂直接种于卵黄囊内，深度为 35mm 左右，注入病毒液 0.2～0.5ml，退出注射器。

4）透明胶带封口，置 37℃孵育，每天检卵并翻动 2 次。

5）取孵育 24h 以上濒死的鸡胚，于气室端开窗，用镊子提起卵黄囊蒂，挤压弃去卵黄囊液，用无菌生理盐水洗去卵黄囊上的卵黄囊液后，将囊置于无菌平皿内，低温保存备用。

（3）绒毛尿囊膜接种法

1）取 12 日龄鸡胚，于检卵灯下标记胚胎位置及大血管处。

2）碘酒、酒精消毒附近无大血管走行的卵壳处，用小锯片在其上锯一个三角形窗，同时用无菌手术刀刀尖在气室顶部锥一小孔。

3）用针头挑去三角形窗的卵壳，勿伤及卵壳膜，滴加灭菌生理盐水 1 滴于壳膜上。

4）用橡皮吸球从气室小孔吸气，可见生理盐水被吸下，绒毛尿囊膜下沉，去壳膜后可见壳膜与尿囊膜之间形成人工气室。

5）用注射器吸取 0.2～0.5ml 单纯疱疹病毒悬液滴于绒毛尿囊膜上，用透明胶带封口。置孵箱 37℃孵育 4～5d 后收获。

6）剪开气室，若接种成功，可在绒毛尿囊膜上见到明显疹斑，用无菌剪刀剪下此膜，置于无菌平皿内，低温保存备用。

（4）羊膜腔接种法

1）取 12 日龄鸡胚，在检卵灯下画出气室及胚胎位置。

2）碘酒、酒精消毒气室部卵壳，在气室顶开方形窗，选择无大血管处，用无菌镊子快速刺破绒毛尿囊膜进入尿囊后，再夹起羊膜，轻轻地从绒毛尿囊破裂处拉出，以 1ml 注射器刺破羊膜腔，注入病毒液 0.1～0.2ml。

3）用镊子将羊膜轻轻送回原位，用透明胶带封闭气室端开窗，置孵箱 37℃孵育 3～5d。

4）收获时，先消毒气室部，剪去壳膜及绒毛尿囊膜，吸弃尿囊液，夹起羊膜，用细头毛细吸管刺入羊膜腔内吸取羊水，收集于无菌小瓶内冷藏备用。

实验十六　PCR 检测血清中乙型肝炎病毒 DNA

1983 年美国 PE-Cetus 公司的 Mullis 建立了聚合酶链反应（polymerase chain reaction，PCR）技术，极大地推动了生命科学的研究进展。PCR 是一种体外选择性扩增特异 DNA 片段的技术，此法操作简便，能在数小时内扩增特异 DNA 序列数百万倍。PCR 技术具有快速、敏感和特异性高等特点，已应用于生物医学的多个领域，如遗传病的基因诊断、病原微生物感染的诊断和法医学等。

【实验目的】

1. 掌握 PCR 技术的基本原理。

2. 熟悉 PCR 技术的操作方法。

【实验原理】　PCR 是在试管中进行的 DNA 复制反应，基本原理与细胞内 DNA 复制相似，但反应体系相对较简单。PCR 反应体系含有耐热的 Taq DNA 聚合酶、化学合成的寡聚核苷酸引物（Primer）、4 种 dNTP 及合适的缓冲液体系。PCR 依据 DNA 半保留复制机制和 DNA 在不同温度下变性（denaturation）、复性（annealing，又称退火）的特性，以待扩增的 DNA 分子为模板，用一对分别与模板 5′端和 3′端互补配对的寡核苷酸片段为引物，在 DNA 聚合酶的作用下，按照半保留复制的机制沿着模板链延伸至完成新的 DNA 合成。重复变性、复性、延伸（extention）过程，即可使目的 DNA 片段得到扩增（图 2-2-28，图 2-2-29）。

本试验设计针对乙型肝炎病毒（hepatitis B virus，HBV）保守基因片段的特异性引物，PCR扩增病毒靶基因，可以快速诊断病毒感染。

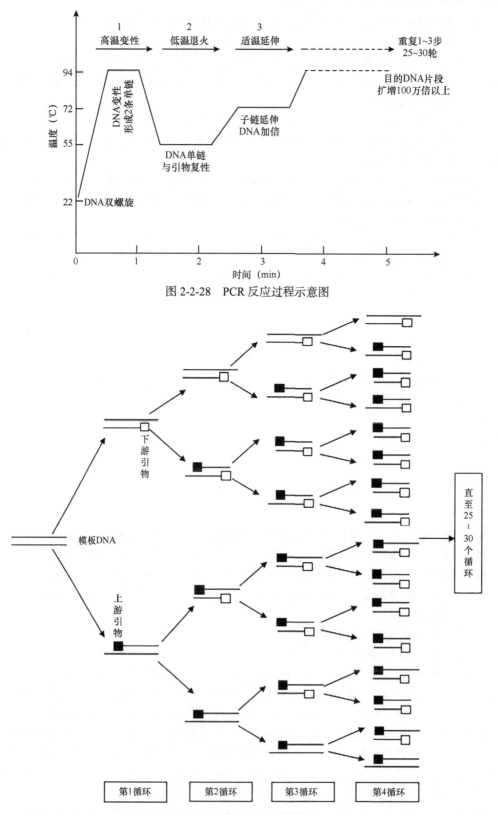

图 2-2-28 PCR 反应过程示意图

图 2-2-29 PCR 原理示意图

【实验材料】

1. **PCR 模板**　待检患者血清 DNA 标本。

2. **PCR 试剂**　HBV 特异性引物、Taq DNA 聚合酶、10×PCR 反应缓冲液、dNTPs、纯水、琼脂糖、电泳缓冲液、6×上样缓冲液、DuRed 核酸染料。

3. **仪器**　PCR 扩增仪、离心机、水平电泳槽、稳压电泳仪、微波炉、凝胶成像系统等。

4. **其他**　PCR 微型反应管、微量加样器及 Tip 头。

【实验方法】

1. 在 0.2ml PCR 微型反应管中加入以下成分，混匀。

	原浓度	体积	终浓度
10×buffer	10×	5μl	1×
dNTP	2.5mmol/L	4μl	200μmol/L
上游引物	10μmol/L	2μl	0.4μmol/L
下游引物	10μmol/L	2μl	0.4μmol/L
Taq DNA 聚合酶	5U/μl	0.2μl	1U
DNA 模板	50ng/μl	4μl	200ng
纯水		补足至 50μl	

2. 将微型反应管置于 PCR 扩增仪内，设置 PCR 循环参数

$$
\begin{array}{lll}
95℃预变性 & 5min & \\
95℃变性 & 1min & \\
53℃复性 & 1min & \left.\right\}\ 30 个循环 \\
72℃延伸 & 1min & \\
72℃延伸 & 10min &
\end{array}
$$

3. PCR 反应完成后，取 10μl 扩增产物，于 1.2% 琼脂糖凝胶中电泳，用凝胶成像系统对结果进行扫描并计算灰度值。

【实验结果】　理想的 PCR 产物应为一条明显的、单一的红色荧光条带，且条带的位置与预期的 PCR 产物大小一致。如果阴性对照（不加模板）不出现条带，样品管和阳性对照出现同一位置条带，该标本判为阳性，即患者存在 HBV 感染；反之则判为阴性。

【注意事项】

1. 每次实验均设置阴性对照（不含模板 DNA）、阳性对照（含目的序列）和水对照。

2. 为防止污染，加样区与产物分析区分开，并使用专用加样器，试剂小包装分装保存。及时更换手套。

3. 电泳时一定要同时加入标准 DNA 分子量 Marker。

第三章　人体寄生虫学经典实验

扫二维码
看本章彩图

实验一　蛔虫和鞭虫

【实验目的】

1. 掌握受精、未受精蛔虫卵和鞭虫卵的形态特征。

2. 熟悉蛔虫和鞭虫成虫的鉴别要点。

3. 了解粪便直接涂片法。

【实验材料】

1. **标本**　混合线虫卵玻片标本、线虫成虫玻片标本及线虫示教标本。

2. **试剂**　生理盐水、二甲苯。

3. **其他**　载玻片、擦镜纸、盖玻片、竹签、滴管等。

【实验方法】　粪便直接涂片法：可用于检查蠕虫卵、原虫的包囊和滋养体。

1. 滴加生理盐水一滴于载玻片中央。

2. 用竹签挑取火柴头大小的粪便于生理盐水内调匀。

3. 将粪便涂成薄膜，厚薄以能透过薄膜尚能看清印刷字体为宜。

【注意事项】

1. 检查肠道寄生虫卵可用自来水或清水代替生理盐水。

2. 涂片应厚薄均匀，不宜过厚。

3. 注意防止干涸，若干涸后虫卵形态发生变化，辨别困难。

4. 常规检查时，应按一定程序看完全片。并注意虫卵与其他粪便杂质的区别，如动物细胞、植物细胞、油滴、淀粉颗粒及酵母等。

【观察标本】

1. **受精蛔虫卵**（fertilized egg）　大小为（45～75）μm×（35～50）μm。宽椭圆形，棕黄色，卵壳厚而透明，壳外有一层高低不平的蛋白质膜（albuminous coat），常被胆汁染成棕黄色，壳内含一大而圆的卵细胞，其两端和卵壳间常有一新月形空隙。有时可见卵细胞充满壳内，无空隙（图 2-3-1）。

2. **未受精蛔虫卵**（unfertilized egg）　大小为（88～94）μm×（39～44）μm。多为长椭圆形，形状变化大，色较受精蛔虫卵浅，卵壳与蛋白质膜较薄，卵壳内含大小不等反光较强的卵黄颗粒（yolk granule）（图 2-3-2）。

3. **鞭虫卵**　大小为（50～54）μm×（22～23）μm，呈腰鼓形，棕黄色，卵壳厚，虫卵两端各有一透明栓（translucent polar plugs），卵壳内含一卵细胞（图 2-3-3）。

4. **蛔虫头部玻片标本**　三唇瓣呈"品"字形排列，唇瓣内缘具细齿，侧缘各有乳突 1 对。

5. **蛔虫横切面玻片**　注意观察体壁、角皮层、皮下层、肌层、假体腔，内有生殖管道和消化道。

6. **鞭虫成虫玻片标本**　虫体前部细、后部粗，内有肠管及生殖器，雄虫尾端弯曲，有一根交合刺，雌虫尾端不弯曲。

【示教标本】

1. **蛔虫成虫**（肉眼观察）　虫体呈圆柱形，活时呈淡红色，保藏后呈灰白色。体表光滑，有横纹，可见一对纵行侧线。雄虫较小，尾端向腹面弯曲，有交合刺 1 对。雌虫较大，尾部钝圆不弯曲。

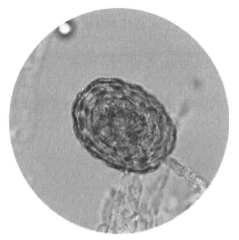

图 2-3-1　受精蛔虫卵（×400）

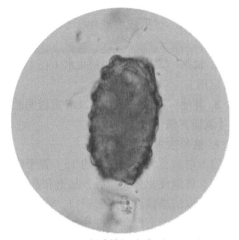

图 2-3-2　未受精蛔虫卵（×400）

2. **蛔虫内部结构**（肉眼观察）　主要观察消化系统及雌虫（双管型）和雄虫（单管型）的生殖系统。

3. **脱蛋白质膜蛔虫卵**（decorticated egg）（镜下观察）　脱去蛋白膜后，卵壳光滑、无色透明，壳厚是蛔虫卵的特点，需注意与钩虫卵相鉴别。

4. **感染期蛔虫卵**（infective egg）（镜下观察）卵壳内为一卷曲的幼虫。

5. 肉眼观察蛔虫成虫堵塞肠道及进入胆道的肝脏病理标本。

6. **鞭虫成虫及寄生于盲肠肠壁的病理标本**（肉眼观察）　虫体外形似鞭状，前 3/5 细长，后 2/5 短粗，雄虫尾部向腹面弯曲，雌虫末端钝圆不弯曲。虫以前端细长部分侵入肠黏膜，短粗后部游离于肠腔。

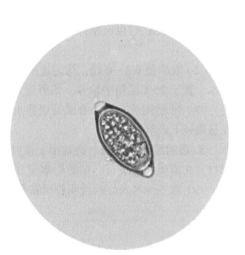

图 2-3-3　鞭虫卵（×400）

【多媒体】　蛔虫和鞭虫。

【作业】　绘图：受精蛔虫卵、未受精蛔虫卵和鞭虫卵。

【思考题】

1. 粪便检查蛔虫卵阴性能否排除蛔虫感染的诊断？为什么？

2. 为什么对蛔虫感染者不论有无症状宜一律驱虫？

3. 为什么直接涂片查鞭虫卵不如查蛔虫卵可靠？

4. 直接涂片检查阴性应如何进一步检查？

实验二　钩虫、蛲虫和旋毛虫

【实验目的】

1. 掌握钩虫卵、蛲虫卵及旋毛虫幼虫囊包的形态特征。

2. 熟悉两种钩虫的鉴别要点。

3. 了解饱和盐水浮集法、钩蚴培养法及透明胶纸肛拭法。

【实验材料】

1. 标本 线虫成虫玻片标本、混合线虫卵玻片标本、线虫示教标本及线虫虫卵阳性粪便标本。

2. 试剂 二甲苯、饱和盐水（在 1000ml 水中加 375～400g 食盐，加热溶解，比重达 1.20 即可应用）。

3. 其他 滤纸、试管、2cm 宽透明胶带、载玻片、盖玻片、竹签、滴管、胶皮手套等。

【实验方法】

1. 饱和盐水浮集法

（1）取黄豆大小粪便（约 1g）置于盛有少量饱和盐水的指形管或青霉素瓶中。

（2）将粪便充分捣碎后，加饱和盐水至满管口。

（3）取洁净载玻片盖于管口，静置 15min。

（4）垂直向上提起载玻片，并迅速地翻转载玻片，镜检（必要时复加盖玻片）。

2. 钩蚴培养法 根据钩虫卵在适宜条件下，数日内孵出幼虫的原理设计的。可用肉眼或放大镜观察，并可鉴别虫种。

（1）取 1cm×10cm 洁净试管，加入冷开水约 1ml，将滤纸裁成与试管等粗但较试管稍长的纸条。

（2）取粪便 0.2～0.4g，均匀地涂在纸条中段，将纸条插入试管，下端浸入水中，使粪便接触水。置于 25℃温箱中培养。培养过程中管内水分蒸发，应注意及时补充。

（3）5d 后用放大镜检查试管底部水中有无钩蚴。钩蚴呈乳白色，作蠕形活动。鉴别虫种可在显微镜下观察。

3. 透明胶纸肛拭法 适宜用于在肛周产卵（蛲虫）或在肛周发现虫卵（带绦虫）的检查。取材宜在清晨便前进行。粘贴标本应立即检查。

（1）取 5cm×2cm 的透明胶纸粘贴于载玻片上。

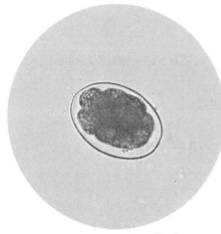

图 2-3-4　钩虫卵（×400）

（2）检查时将一端揭开，以胶面接触肛门周围皮肤，后平贴于载玻片上，镜检。

【观察标本】

1. 钩虫卵 呈椭圆形，大小为（56～76）μm×（36～40）μm，无色透明，壳薄，壳内含有 4～8 个卵细胞，卵细胞与卵壳之间有明显空隙。如粪便放置过久，卵内细胞可继续分裂，甚至发育为幼虫（图 2-3-4）。

2. 钩虫口囊玻片标本 十二指肠钩虫口囊腹面有 2 对钩齿，美洲钩虫口囊有 1 对半月形切板。

3. 蛲虫卵 无色透明，略呈椭圆形，大小为（50～60）μm×（20～30）μm。卵壳两侧不对称，一侧平，一侧稍凸，内含一卷曲的幼虫（图 2-3-5）。

4. 雌蛲虫玻片标本 长 1cm 左右，虫体前端角皮膨大形成头翼，咽管末端呈球形，称咽管球。子宫内充满虫卵，阴门位于虫体腹面前中 1/3 交界处，尾端直而尖细，约占体长的 1/3。

5. 旋毛虫幼虫囊包玻片标本 本囊包位于横纹肌内，呈梭形，长轴与肌纤维平行，大小为（0.25～0.66）mm×（0.21～0.40）mm，囊内通常含有 1～2 条幼虫，也可多达 6～7 条（图 2-3-6）。

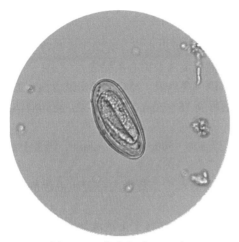
图 2-3-5 蛲虫卵（×400）

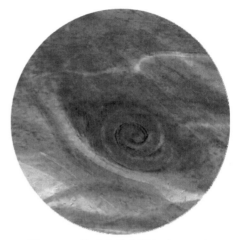
图 2-3-6 旋毛虫幼虫囊包（×100）

【示教标本】

1. **钩虫成虫**（肉眼观察） 虫体呈乳白色，细长，雌虫较雄虫大，后端钝圆，雄虫尾部膨大形成交合伞。十二指肠钩虫虫体前端和尾端弯曲一致，略似"C"；美洲钩虫较十二指肠钩虫略小，虫体前端向背侧弯曲，尾端向腹面弯曲，似"S"。

2. **钩虫雄虫交合伞**（镜下标本） 十二指肠钩虫雄虫交合伞侧面观宽度大于长度，两根交合刺末端分开；美洲钩虫交合伞侧面观略扁，似扇形，两根交合刺末端合并，并形成倒钩。

3. 钩虫寄生肠壁的病理标本（肉眼观察）。

4. **雌蛲虫**（保藏标本）**及雄蛲虫玻片标本** 为小型线虫，针状，乳白色。雌虫长 8～10mm，尾端细尖。雄虫长 2～5mm，尾端向腹面卷曲，有一根交合刺。

【多媒体】 钩虫、蛲虫和旋毛虫。

【作业】 绘图：钩虫卵、蛲虫卵及旋毛虫幼虫囊包。

【思考题】

1. 检查粪便中钩虫卵常用哪些方法？各有何优缺点？

2. 粪便中发现长 1cm 左右的线虫可能为何种虫？如何鉴别？

3. 钩虫卵与脱蛋白膜的蛔虫卵怎样区别？

实验三 肝吸虫、肺吸虫、血吸虫、姜片虫及其他

【实验目的】

1. 掌握肝吸虫卵、姜片虫卵、肺吸虫卵和血吸虫卵的形态特征。

2. 熟悉肝吸虫、姜片虫及血吸虫成虫的形态及内部结构。

3. 了解肝吸虫生活史各期幼虫及中间宿主的形态特征；了解肺吸虫和斯氏狸殖吸虫成虫的形态特征；了解血吸虫生活史各期幼虫的形态特征。

4. 了解粪便沉淀孵化法的操作方法及离心沉淀法。

【实验材料】

1. **标本** 混合吸虫卵玻片标本、吸虫幼虫和成虫玻片标本及吸虫示教标本。

2. **试剂** 二甲苯、生理盐水。

3. **其他** 试管、离心管、滤纸、锥形杯、250ml 三角烧瓶、载玻片、盖玻片、竹签、滴管、

胶皮手套等。

【实验方法】

1. 沉淀法 利用原虫的包囊及部分蠕虫卵比重大，可沉集水底，有助于提高检出率，但比重较小的钩虫卵及原虫包囊效果较差。本法又分自然沉淀法及离心沉淀法。

（1）自然沉淀法：用竹签取患者粪便 1～2g 加水调成混悬液，经过滤置于试管内，加水至满，静置 20min，倾去上清液，重新加满清水，以后每隔 15～20min 换水 1 次，直到液体清晰为止，倾去上清液，取沉渣镜检。

（2）离心沉淀法：将滤液的粪便，置离心管内，以 300～500g 离心 1～2min，倾去上清液，重新加满清水调匀，反复离心 3～4 次，取沉淀镜检。

2. 粪便沉淀孵化法 利用卵内毛蚴在合适温度的清水中，短期内可孵出毛蚴的特点而设计。

（1）取 30g 粪便调匀，过滤后置于锥形杯内，静置 25min，倾去上清液，换上清水，重复 2～3 次，直至上层液体清晰。

（2）用滴管吸少量沉淀物滴在载玻片上，在显微镜下寻找虫卵。

（3）如未找到虫卵，则将沉渣倒入 250ml 三角烧瓶内，加入无余氯的清水至瓶颈处，置 20～30℃温箱中进行孵化。

（4）分别在 4～6h 和 18h 观察有无毛蚴孵出。

（5）观察时，用手持瓶，使光源从前主偏侧面射入，并以深色物作背景。

（6）大部分毛蚴都集中在瓶颈部，如白色小点，做直线运动。有时水中含有水生原虫，需与毛蚴鉴别，前者除大小与毛蚴不同外，其游动常呈摇摆或旋转状。

（7）必要时，应用放大镜观察，或吸取于载玻片上，用显微镜观察鉴定。

3. 环卵沉淀试验（circumoval precipitin test，COPT） 为血吸虫病诊断特有的检测方法。含毛蚴的成熟血吸虫卵内，可溶性抗原通过卵壳渗透到卵的周围，与患者血清中的特异性抗体相结合，在卵壳周围形成泡状、带状大小不等的沉淀物，即为阳性反应。

（1）在洁净的载玻片上滴加受检者血清 1 滴。

（2）用针尖挑取冻干血吸虫卵约 100 个，与血清混匀。

（3）覆盖 22mm×22mm 盖玻片，四周用石蜡密封，放入 37℃温盒中孵育。

（4）24～48h 后在显微镜下观察结果。

【观察标本】 虫卵标本：

1. 肝吸虫卵 先用低倍镜观察。虫卵呈黄棕色，形似芝麻粒，大小为（27～35）μm×（12～20）μm。换高倍镜仔细观察，卵壳较厚，较窄的一端有明显的卵盖，其周卵壳增厚形成肩峰，后端较宽，有时可见一逗点状突起，壳内有一发育成熟的毛蚴（图 2-3-7）。

2. 姜片虫卵 该卵为人体常见虫卵中最大的。呈长椭圆形，大小为（130～140）μm×（80～85）μm，卵壳薄，淡黄色，卵的一端有一个不明显的卵盖，卵内含有一个卵细胞及许多卵黄细胞（图 2-3-8）。

3. 肺吸虫卵 痰液经 5% NaOH 消化溶解后离心沉淀，取沉淀物检查。虫卵呈金黄色，椭圆形，大小为（80～118）μm×（48～60）μm，卵壳厚薄不等，后端较厚，前端有一个大而平的卵盖，其边缘有突起的肩峰，卵内含一个卵细胞和 10 余个卵黄细胞。肺吸虫卵的形状、大小变化较大，必须多看几个虫卵（图 2-3-9）。

4. 日本血吸虫卵 呈椭圆形淡黄色，无卵盖，成熟卵大小为（74～106）μm×（55～80）μm，平均 89μm×67μm，卵壳薄，壳表面常有污物附着，有时在壳的一侧可见一小刺，成熟虫卵内为一梨形的毛蚴，轮廓清晰（图 2-3-10）。

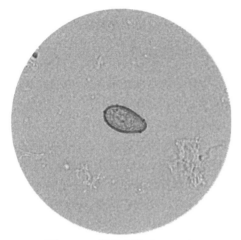

图 2-3-7　肝吸虫卵（×400）

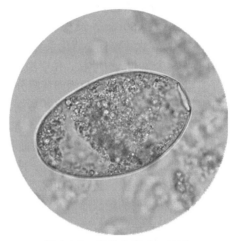

图 2-3-8　姜片虫卵（×400）

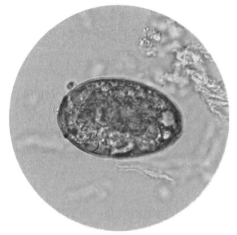

图 2-3-9　肺吸虫卵（×400）

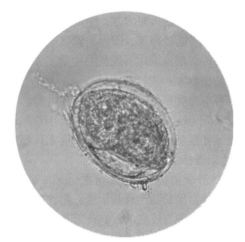

图 2-3-10　日本血吸虫卵（×400）

成虫标本：

1. 肝吸虫成虫染色标本　用放大镜或低倍镜观察。虫体大小为（10～25）mm×（3～5）mm，呈柳叶状。前端顶部有一口吸盘，口位于口吸盘中，腹吸盘位于虫体前 1/5 处的腹面。咽呈球形，食道短，其后为两支肠管，沿虫体两侧延伸到后端，终于盲端。虫体的后 1/3 中央有一"S"形的长袋，为排泄囊，连通体后的排泄孔。睾丸呈分支状，前后排列于体的后端，占体长的1/3。从睾丸各发出一支输出管，约在虫体中部会合成输精管，向前逐级膨大形成储精囊，经射精管开口于腹吸盘上方的雄性生殖孔。卵巢呈椭圆形，分三叶，位于睾丸之前，由卵巢发出输卵管。受精囊呈椭圆形，在睾丸及卵巢之间。受精囊旁有一细长弯曲劳氏管。向前则为弯曲的子宫，达腹吸盘水平。在虫体的中段，两肠管的外侧，有许多小颗粒状的卵黄腺。

2. 姜片虫成虫染色标本　肉眼或用放大镜观察，虫体呈长椭圆形，大小为（2.0～7.0）cm×（0.8～2.0）cm，背腹扁平，口吸盘位于虫体前端，较小，腹吸盘较大，呈倒钟状，两吸盘相距很近。注意虫体两侧肠支呈波浪状弯曲。在虫体后半有 2 个珊瑚状分支的睾丸，卵巢位于睾丸前，呈分支状，卵膜被梅氏腺包绕，卵黄腺发达，分布于虫体两侧。

3. **肺吸虫成虫染色玻片标本**（放大镜或低倍镜观察） 虫体呈椭圆形，大小为（0.8～1.2）cm×（0.4～0.6）cm，长宽之比为 2 ∶ 1。口吸盘位于虫体前端，腹吸盘位于虫体中横线之前，口、腹吸盘大小略同。消化系统具有口、咽、短的食道和两条肠支（沿虫体两侧形成 3～4 个弯曲），两个睾丸呈分叶状，位于虫体后 1/3 处，左右并列，卵巢分叶与子宫并列于虫体中部，子宫盘曲成一团，虫体两侧卵黄腺分布范围较广，自体前部与咽相平处直达后端，生殖孔开口于腹吸盘后方。自虫体前部直达后端为一排泄囊，开口于后端腹面。

4. **日本血吸虫雄虫玻片染色标本** 雄虫较粗短，活时为乳白色或微灰白色，大小为（10～22）mm×（0.50～0.55）mm，常向腹面卷曲呈镰刀状。最前端为口吸盘，在不远的腹面有一杯状的腹吸盘。自腹吸盘后虫体扁宽，两侧向腹面卷折成抱雌沟。口开口于口吸盘，无咽，下为食道，周围有食道腺，肠管在腹吸盘前分为两支，到达虫体后部 1/3 处又汇合成盲端。腹吸盘后方有串球状排列的椭圆形睾丸，一般为 7 个，睾丸前方有一圆形贮精囊，生殖孔开口于腹吸盘后方。

5. **日本血吸虫雌虫玻片标本** 雌虫细长，长 12～26mm，前端纤细，后半部较粗，腹吸盘稍大于口吸盘，两吸盘均比雄虫的小。在虫体中部有一长椭圆形卵巢，从其后方通出一条输卵管，沿虫体一侧折向前方，卵黄腺密布于卵巢后面的后半虫体，由一卵黄管通至卵巢前与输卵管汇合，向前经卵膜，即为一管状子宫，内含虫卵。两肠支在卵巢后汇合成盲端，常因肠管内含较多的红细胞消化后残留的物质，故虫体呈灰褐色或黑色。

幼虫标本：

日本血吸虫尾蚴：分为体部与尾部。尾部又分尾干与尾叉。体部大小为（100～160）μm×（40～66）μm，尾干大小为（140～160）μm×（20～35）μm，尾叉长 50～70μm，体部有口、腹吸盘和穿刺腺，体部与尾干长度大致相近。

【示教标本】

1. **肝吸虫幼虫和中间宿主**

胞蚴：呈长圆形囊状构造，内含胚细胞团。

雷蚴：发育成熟的雷蚴外形是椭圆形的囊状构造，一端有明显的咽及一短的原始消化道。雷蚴内含有成熟或未成熟的尾蚴。

尾蚴：分体尾两部，体部呈椭圆形，有黑色眼点 1 对，尾部很大，具有背鳍和腹鳍。

囊蚴：内有明显的囊壁，大小为 0.138mm×0.115mm，活体囊蚴可见黑色排泄囊。

纹沼螺：为短圆锥形小螺类，5～6 个螺层，活时为褐色，死后呈灰白色。为华支睾吸虫的第一中间宿主。

麦穗鱼：小型淡水鱼，为山东省华支睾吸虫主要第二中间宿主。

2. **肝吸虫成虫寄生肝内胆管的瓶装标本** 可见管壁变厚，管腔变窄，虫体多时可致阻塞性肝硬化。

3. 肝吸虫成虫瓶装标本。

4. **姜片虫囊蚴附着的水生植物** 红菱、荸荠和茭白。

姜片虫中间宿主：扁卷螺，螺壳扁平而卷曲。

5. **肝片形吸虫成虫保藏与染色玻片标本** 与姜片虫大小相似，虫体前端有锥形突起，肠有很多侧分支，睾丸 2 个，分支很细，呈前后排列位于虫体中部。

6. **肝片形吸虫中间宿主** 椎实螺。

7. **血吸虫**

成虫标本：雌雄异体，多呈合抱状态，雄虫呈乳白色，雌虫细长呈褐色，常处于雄虫的抱雌沟内。

中间宿主——钉螺：塔锥形，体长不超过 1cm，螺壳上可有粗棱条，或光滑，有 6～8 个螺层，右旋，有厣。

寄生于兔肠系膜静脉中的病理标本：血吸虫常呈合抱状态，雌虫呈暗黑色，雄虫呈白色，部分黑色的雌虫深入肠壁血管。沉积的虫卵引起肠壁虫卵结节。

8. 肺吸虫中间宿主和幼虫

第一中间宿主——川卷螺：体大，黑褐色，螺旋粗大。

第二中间宿主——石蟹、蝲蛄。

尾蚴：尾部短，为微尾型尾蚴。

囊蚴：球形，外围囊壁，囊内幼虫肠管呈螺旋状弯曲，排泄囊大，呈暗黑色，可见明显的口、腹吸盘。

9. 寄生于肺部的肺吸虫成虫囊肿大体标本 犬肺中有结节状突起，其内有成虫寄生，周围形成纤维厚壁。

10. 斯氏狸殖吸虫保藏标本 与肺吸虫相似，但长宽之比为 2.4∶1～3.2∶1。腹吸盘位于体前部 1/3 处。

【多媒体】 肝吸虫、姜片虫、肝片吸虫、肺吸虫和日本血吸虫。

【作业】 绘图：肝吸虫卵、姜片虫卵、肺吸虫卵和血吸虫卵。

【思考题】

1. 肝吸虫的生活史有何特点？

2. 肝吸虫卵与姜片虫卵的鉴别要点有哪些？

3. 血吸虫卵与肺吸虫卵的鉴别要点有哪些？

4. 血吸虫病的主要病原学诊断方法有哪些？

5. 什么是 COPT？

6. 血吸虫病的主要致病阶段是哪一时期？

7. 简述血吸虫的主要致病机制。

实验四　带绦虫、细粒棘球绦虫及曼氏迭宫绦虫

【实验目的】

1. 掌握带绦虫卵、曼氏迭宫绦虫卵及两种带绦虫孕节的形态特征。

2. 熟悉猪肉绦虫与牛肉绦虫的形态和鉴别点；熟悉曼氏迭宫绦虫裂头蚴的形态特征。

3. 了解囊尾蚴和细粒棘球绦虫棘球蚴的形态。

【实验材料】

1. **标本** 带绦虫卵、曼氏迭宫绦虫卵玻片标本、带绦虫节片标本及示教标本。

2. **试剂** 二甲苯、生理盐水。

3. **其他** 小镊子、放大镜、盖玻片、生理盐水、载玻片、竹签、滴管、胶皮手套等。

【实验方法】 带绦虫孕节检查法：仅依靠虫卵的形态尚无法区分虫种，检获孕节观察其子宫分支数目及形状可以确定虫种。

1. 用小镊子取带绦虫孕节，用生理盐水冲净后放在载玻片上。

2. 取另一载玻片，将孕节夹在两玻片间，轻轻压平。

3. 肉眼或放大镜观察孕节内子宫分支数目。猪肉绦虫孕节子宫分支一侧 7～13 支，牛肉绦虫分支一侧 15～30 支（从侧支基部计数）。

【注意事项】 因虫卵具有感染性，在处理孕节的过程中，务必注意防止污染周围环境。

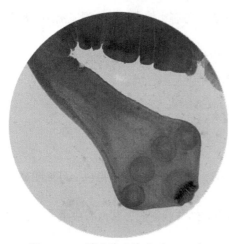

图 2-3-11 猪肉绦虫头节（×100）

检查完毕，必须将所用器材煮沸消毒。

【观察标本】

1. **猪肉绦虫头节染色玻片标本** 头节呈球形，四周各有一个吸盘，具顶突及两圈小钩，小钩 25～50 个（图 2-3-11）。

2. **猪肉绦虫孕节玻片标本** 呈长方形，子宫分支应从基部数，每侧 7～13 支（少、粗、乱）。

3. **牛肉绦虫孕节玻片标本** 呈方形，子宫分支较整齐，每侧 15～30 支，支端多有分支。

4. **猪肉绦虫成节染色玻片标本**（低倍镜观察）近似正方形，节片内大部为雌雄生殖器官，卵巢分三叶，位于节片后部 1/3 中央。卵巢后方是滤泡状结构的卵黄腺，管状的子宫位于节片中央。在节片两侧分散着许多滤泡状构造的睾丸，生殖孔开口于节片的侧缘。

5. **带绦虫卵** 猪肉绦虫卵与牛肉绦虫卵不易区别，故统称带绦虫卵。

取保藏的粪便沉淀物一滴，置于载玻片上，加上盖玻片，先低倍镜观察，再换高倍镜仔细观察。虫卵呈黄褐色，圆球形，直径 31～43μm，卵壳甚薄，多已蜕去，故镜检外层是厚的胚膜，其上有放射状条纹，内含 1 个六钩蚴（图 2-3-12）。

6. **曼氏迭宫绦虫卵** 长椭圆形，两端较尖，大小为（52～76）μm×（31～44）μm，呈灰褐色，有卵盖，无肩峰，壳薄，内含 1 个卵细胞及许多卵黄细胞（图 2-3-13）。

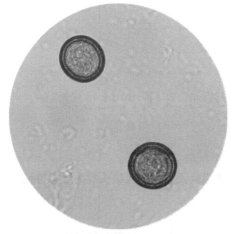

图 2-3-12 带绦虫卵（×400）

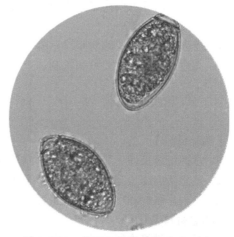

图 2-3-13 曼氏迭宫绦虫卵（×400）

【示教标本】

1. **猪肉绦虫成虫大体标本**（肉眼观察） 虫体白色，长 2～4m，带状分节，头节细小，紧接颈部，后为链体，由 700～1000 个节片组成。链体前部幼节短而宽，中部成节，近似正方形，后部孕节呈长方形。

2. **牛肉绦虫成虫的大体标本**（肉眼观察） 形态与猪肉绦虫相似，但较长和肥厚，全长 4～8m，由 1000～2000 个节片组成。

3. **牛肉绦虫头节玻片标本**（低倍镜观察） 头节略呈正方形，直径 1.5～2.0mm，有 4 个吸盘，无顶突和小钩。

4. **牛肉绦虫成节**（低倍镜观察）　卵巢仅分 2 叶，其余与猪带绦虫基本相同。

5. **猪囊尾蚴保藏标本**（肉眼观察）　如黄豆大小，呈白色半透明的囊状物，囊内充满囊液，囊壁内面有一个小米粒大小的白点，即翻卷收缩在内的头节。

6. 囊尾蚴寄生在肌肉、心肌和脑的大体标本。

7. **猪肉绦虫及牛肉绦虫的孕节标本**　注意子宫分支情况。

8. **棘球蚴囊壁切片**（镜下观察）　囊壁分两层，外层为乳白色、半透明的角质层，无细胞核，内层为有细胞结构的生发层，可见紫色细胞核。生发层向囊内芽生出许多原头蚴及生发囊，生发囊内又长出多个原头蚴。

9. **棘球蚴病理标本**　棘球蚴寄生于肝脏，外形为圆球形，大小与寄生时间长短有关。由角皮层、生发层及内含物组成。

10. **细粒棘球绦虫成虫标本**（镜下观察）　虫体长 2～7mm，由头节及链体组成。头节由顶突、小钩及 4 个吸盘组成。链体常由幼节、成节、孕节组成。

11. 细粒棘球绦虫寄生于犬肠道的病理标本。

12. **曼氏迭宫绦虫**

（1）成虫大体标本（肉眼观察）：体长 1m 左右，头节细小，背腹面各有一纵行的吸槽，颈节细长，链体的节片一般宽度大于长度，约有节片 1000 个，成节与孕节结构相似。

（2）曼氏迭宫绦虫裂头蚴（肉眼观察）：体长可达 3～30cm，头节背腹面各有一条纵行吸槽，体不分节，但具横皱纹。

（3）曼氏迭宫绦虫成节（镜下观察）：长方形，宽度大于长度，节片两侧有数十个小疱状睾丸，卵巢两叶位于节片后部中央，子宫位于卵巢前方，盘曲重叠，开口于子宫孔。

【多媒体】　猪肉绦虫、牛肉绦虫、细粒棘球绦虫及曼氏迭宫绦虫。

【作业】　绘图：带绦虫卵、曼氏迭宫绦虫卵、猪肉绦虫头节、猪肉绦虫孕节及牛肉绦虫孕节。

【思考题】

1. 两种绦虫孕节的鉴别要点是什么？

2. 检查绦虫孕节的注意事项是什么？

3. 猪肉绦虫与牛肉绦虫相比，何者对人体危害大？为什么？

4. 猪肉绦虫的感染期是哪一期？囊虫病的感染方式是什么？

5. 人如何感染裂头蚴病？

实验五　溶组织内阿米巴、阴道毛滴虫及蓝氏贾第鞭毛虫

【实验目的】

1. 掌握溶组织内阿米巴、蓝氏贾第鞭毛虫各期及阴道毛滴虫滋养体形态特点。

2. 掌握碘液染色法、滋养体检查方法及注意事项。

3. 熟悉非致病阿米巴与溶组织内阿米巴的鉴别要点。

【实验材料】

1. **标本**　原虫包囊液体标本、原虫滋养体玻片标本及原虫示教标本。

2. **实验动物**　鞭毛虫感染小鼠。

3. **试剂**　碘液、铁苏木素染液、生理盐水、硫酸锌溶液。

4. **其他**　金属筛、离心机、金属环、滴管、擦镜纸、载玻片及盖玻片等。

【实验方法】

1. **碘液染色法**　常用于肠道原虫包囊的检查，便于观察内部结构。

（1）滴一小滴碘液于载玻片上。

（2）用牙签取少许粪便在碘液中涂成薄涂片。

（3）盖上盖玻片镜检，先用低倍镜再换高倍镜，不必用油镜。

2. 硫酸锌离心浮聚法（原虫包囊、球虫卵囊、蠕虫卵）

（1）取粪便约 1g 于小烧杯中，加 10～15 倍水，充分搅碎调成混悬液。

（2）将混悬液经金属筛（40～60 目）孔或 2～3 层湿纱布过滤。

（3）将滤液离心（300g～500g）1～2min，反复 3～4 次，至水清，倒去上清液，留沉渣。

（4）在沉渣中加入比重 1.18 的硫酸锌溶液（33%），调匀后再加硫酸锌溶液至距管口约 1cm 处，离心 1min。

（5）用金属环取表面粪液置载玻片上，加碘液 1 滴，镜检。

【注意事项】 涂片应均匀，不可厚；碘液不可多。

【观察标本】

1. 溶组织内阿米巴包囊（碘液染色标本） 取保存的包囊悬液，经碘液染色后观察，包囊呈圆球形，直径 10～20μm，呈棕黄色，囊壁薄而透明，核 1～4 个，核仁小，位于核的中央，在 1 核或 2 核的包囊中，有时可见染成棕色的糖原泡，但边缘模糊，拟染色体不着色（图 2-3-14）。

此外，另取结肠内阿米巴包囊、微小阿米巴包囊和嗜碘阿米巴包囊做涂片观察，注意这三种常见的阿米巴包囊与溶组织内阿米巴包囊的区别（图 2-3-15）。

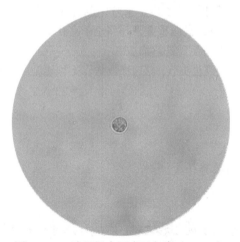 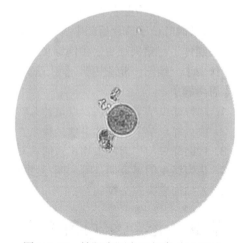

图 2-3-14　溶组织内阿米巴包囊（×400）　　　图 2-3-15　结肠内阿米巴包囊（×400）

观察包囊时必须与肠道内常见酵母菌或脂肪滴相鉴别，人体肠道内酵母菌形状大小不等，内有较大的空泡，呈颗粒状，外层含有 11 个或多个核。脂肪滴反光性较强，不着色，内无结构。

2. 蓝氏贾第鞭毛虫包囊（碘液染色标本） 呈黄绿色，椭圆形，大小为（12～8）μm×（7～9）μm，囊壁较厚，有 2 个或 4 个细胞核，有鞭毛。成熟包囊具有 4 个核，多位于一端（图 2-3-16）。

3. 阴道毛滴虫滋养体（高倍镜观察） 经吉氏染色后，虫体呈梨形或变圆，大小为（10～30）μm×（5～15）μm。前端有基体，发出 5 根鞭毛，4 根前鞭毛，另有 1 根鞭毛向后，在虫体的一侧形成波动膜（undulating flagellum），止于虫体中部。细胞核大，呈椭圆形，紫红色，位于虫体前部，轴柱（axostyle）1 根纵贯虫体，并伸出于体后（图 2-3-17）。

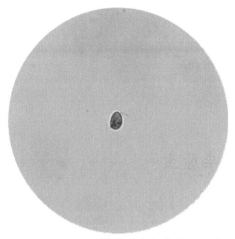

图 2-3-16　蓝氏贾第鞭毛虫包囊（×400）

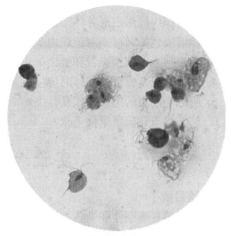

图 2-3-17　阴道毛滴虫滋养体（×400）

【示教标本】

1. **铁苏木素染色**　收集患者的脓血粪便，用牙签挑起少许，置于洁净载玻片的中央偏位处，作一均匀涂片，立即经固定液固定。然后经铁苏木素染色、脱水、透明、封片而制成固定染色标本。

（1）溶组织内阿米巴大滋养体：虫体较大，外质透明，内质中可吞入呈蓝黑色大小不同的红细胞，其结构清晰。核仁居中，核膜内缘可见排列整齐、大小相等的染色质粒。

（2）溶组织内阿米巴包囊：观察 1 核、2 核和 4 核包囊，核的结构与滋养体相同。糖原泡在染色过程中溶解而呈空泡状，拟染色体染成深蓝黑色棒状体。

2. **蓝氏贾第鞭毛虫滋养体**（高倍镜观察）　虫体呈梨形，两侧对称，前端宽圆，后端尖细。大小为（9~21）μm×（5~15）μm，有卵圆形泡状核 1 对。基体位于两核间靠前端，它发出 4 对鞭毛，即前侧、后侧、腹侧和尾侧鞭毛。1 对呈爪锤状的中体（median body）（图 2-3-18）。

3. **活动阿米巴滋养体**　取患者的脓血便或阿米巴培养基中的滋养液，置于干净容器内（天冷时注意保温），立即用温生理盐水涂片检查。先用低倍镜观察，看到活动阿米巴，再转高倍镜观察阿米巴伪足运动方向与特点。滋养体大小为 12~40μm，形状不规则，伪足透明呈舌状或指状，内质亦随伪足伸出而流动。内质中的食物泡内含有淀粉颗粒或细菌。细胞核不易见到，红细胞只能在急性患者粪便中的大滋养体内才能见到。

4. **小鼠肠滴虫观察**　处死小鼠，取其小肠粪便，置于载玻片上，盖上盖玻片，用低倍镜和高倍镜观察。活滋养体呈无色透明状，有折光性，体态多变，活动力强，借鞭毛和波动膜而转动。缩小光圈观察活动的鞭毛、轴柱与波动膜。运动方式与阴道毛滴虫相同。

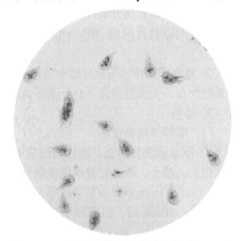

图 2-3-18　蓝氏贾第鞭毛虫滋养体（×400）

【多媒体】　溶组织内阿米巴、结肠内阿米巴、阴道毛滴虫及蓝氏贾第鞭毛虫。

【作业】　绘图：溶组织内阿米巴、结肠内阿米巴及蓝氏贾第鞭毛虫包囊（碘液染色）；用彩色笔绘阴道毛滴虫。

【思考题】

1. 溶组织内阿米巴滋养体形态特征是什么？
2. 碘液染色如何区别溶组织内与结肠内阿米巴包囊？
3. 急性阿米巴痢疾患者和健康带虫者分别用何法检查？
4. 对急性患者查活滋养体时应注意什么？
5. 阴道毛滴虫的感染方式是什么？
6. 怎样检查蓝氏贾第鞭毛虫？

实验六　间日疟原虫

【实验目的】

1. 掌握薄血膜制作和染色技术。
2. 掌握间日疟原虫在红细胞内的形态特征和生活史。
3. 了解蚊体疟原虫各期（动合子、卵囊、子孢子）特点。

【实验材料】

1. **标本**　间日疟原虫玻片标本及示教标本。
2. **实验动物**　小鼠。
3. **试剂**　二甲苯、香柏油、甲醇、pH 7.0～7.2 PBS 缓冲液、吉姆萨染液（或瑞特染液）。
4. **其他**　酒精棉球、采血针、载玻片、擦镜纸等。

【实验方法】

1. **薄血膜制作**

（1）用酒精棉球消毒受检者耳垂，干后用左手拇指与食指捏着耳垂下方，并使耳垂下方皮肤绷紧，右手持采血针，速刺耳垂挤血，取一小滴于洁净载玻片一侧（或从感染小白鼠尾部取血）。

（2）取边缘平滑的另一载玻片作推片，以左手持载玻片两端，右手将推片一端置于血滴上，待血液沿推片展开成一线。

（3）两载玻片间成 30°～45° 角，均匀用力将推片向另一端推动，推成均匀薄血膜，待干。

2. **厚血膜制作**　用推片的一角接触刺血点上的血，取血 2 滴，置载玻片上，并从里向外作旋转涂布，使成直径为 0.8cm 圆形血膜，厚薄要均匀，然后平置桌上，待自然干燥。

3. **染色**

（1）瑞特染液染色法

1）厚血膜需先溶血，滴加数滴蒸馏水于厚血膜上，使红细胞溶解，待血膜呈灰白色时，将水倒去，晾干，用滴管吸取瑞特染液，滴 5～10 滴于血膜上，使其盖满全血膜。

2）0.5～1min 后，加与染液等量蒸馏水，轻轻摇动血片，使水与染液混匀。

3）5～10min 后，以蒸馏水轻轻将染液冲去。

4）斜置血片，待干后镜检。

（2）吉姆萨染液染色法

1）待血膜干后，薄血膜上滴甲醇 1 滴，使其布满整个血膜。

2）用 pH 7.0～7.2 PBS 缓冲液将吉姆萨染液稀释，比例为 19 份 PBS 缓冲液，1 份吉姆萨染液。用滴管把稀释的吉姆萨染液滴于已固定的薄血膜和溶血的厚血膜上，染色 30min，用上述缓冲液冲洗。血片晾干后镜检。

【实验结果】

1. 观察

（1）应注意区别与疟原虫形态类似的物体。

（2）如单个血小板附于红细胞上，易被误认为环状体或成长中的滋养体。

（3）成堆血小板易被误认为成熟裂殖体。

（4）血小板形状多样，呈圆形或卵圆形，有时呈不规则多角形，其长径约为红细胞的1/4～1/3。

（5）血小板中央部常呈紫红色颗粒状结构，周边部分着色浅，但不如疟原虫紫红色胞核与浅蓝色胞质分得清楚。此外，还有染液沉淀颗粒及偶有细菌、霉菌、尘粒、白细胞碎片重叠于红细胞上，很像环状体和成长中的滋养体。但这些物质大多呈一种颜色，如细调显微镜焦距，可看出它们与红细胞不在同一水平面上。

2. 厚血膜中疟原虫比较集中（一个视野见到的细胞数约相当于 20 个薄血膜视野），但厚血膜经溶血后，红细胞轮廓已消失，原虫皱缩变形，虫体比薄血膜中的略小，有的原虫胞质着色很深，胞核模糊不清，初学者较难识别（检验人员必须经过一段时间严格训练，在充分掌握薄血膜中各种疟原虫形态特征后，才能认清厚血膜中的疟原虫）。

3. 当厚、薄血膜涂在同一片时，应先查厚血膜中的疟原虫，如鉴定虫种有困难，可再仔细观察薄血膜，以提高镜检效果。

【标本观察】 间日疟原虫（油镜观察）：薄血膜涂片，注意将有血膜一面朝上，置于低倍镜下观察，在红细胞均匀的部位加镜油一滴，然后在油镜下按顺序仔细观察。经吉姆萨或瑞特染液染色后，红细胞染成红色或红褐色，疟原虫细胞质染成蓝色，核染成红色，注意不要把玻片上所见的红色或蓝色杂质误认为疟原虫。

1. **环状体**（ring form） 被寄生的红细胞无改变，环状体小，约为红细胞直径的1/3，细胞质呈环状，蓝色，中央有一不染色的空泡，核呈点状，红色（常位于细胞质的一侧）（图 2-3-19）。

2. **滋养体**（trophozoite） 它是环状体继续发育长大，红细胞胀大，颜色变淡，常见细小红色的薛氏小点。阿米巴样滋养体细胞质增大，形状不规则，呈阿米巴状，内有空泡，核 1 个。虫体开始出现棕褐色微小短杆状的疟色素（malarial pigment）（图 2-3-20）。

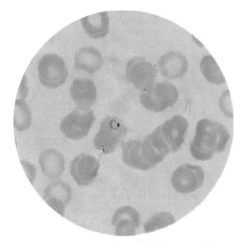
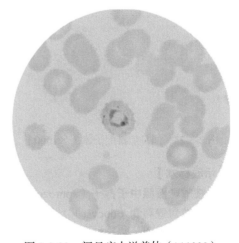

图 2-3-19 间日疟环状体（×1000） 　　　图 2-3-20 间日疟大滋养体（×1000）

3. **裂殖体**（schizont） 大滋养体进一步发育，核的分裂和疟色素增加是裂殖体的主要特征。早期裂殖体形状仍不规则，核已分裂为 2 个以上（图 2-3-21）。成熟裂殖体的核已分裂成 12~24 个，细胞质亦随核的分裂而分裂为相应数目，每一个核周围包绕一层细胞质，而形成 12~24 个裂殖子，平均为 16 个，疟色素颗粒集中在虫体的中央或一侧。红细胞胀大（图 2-3-22 ）。

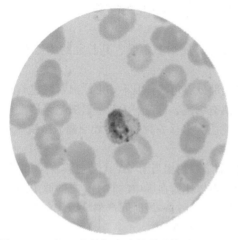 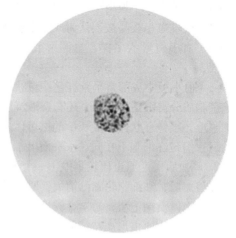

图 2-3-21　间日疟早期未成熟裂殖体（×1000）　　　图 2-3-22　间日疟成熟裂殖体（×1000）

4. 配子体（gametocyte）　被寄生的红细胞显著胀大。虫体呈圆形或椭圆形，体积大，可充满整个胀大的红细胞。配子体有雌雄之分，雄配子体（microgametocyte）细胞质浅蓝色，核大疏松呈淡红色，多位于中央（图 2-3-23 ）。雌配子体（macrogametocyte）细胞质深蓝色，核较小，坚实，常位于虫体一侧。疟色素均匀地分散在细胞质中（图 2-3-24 ）。

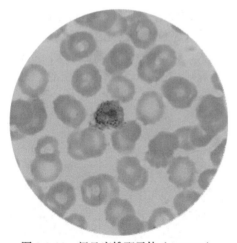 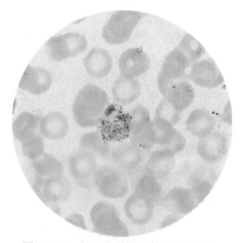

图 2-3-23　间日疟雄配子体（×1000）　　　图 2-3-24　间日疟雌配子体（×1000）

【示教标本】
1. **按蚊唾液腺中子孢子**（sporozoite）（油镜观察）　长形，核位于中央。
2. **按蚊胃壁卵囊**（oocyst）　蚊胃壁上有许多圆形囊。
3. **鸡疟红外期**　鸡脑细胞中裂殖体内含有许多裂殖子。
4. 间日疟原虫厚血膜涂片。
【多媒体】　间日疟原虫。

【作业】　绘图：用彩色笔绘间日疟原虫红细胞内各期形态，绘一个正常红细胞做对照。

【思考题】

1. 疟疾的临床发作、再燃、复发和传播之间的关系是什么？

2. 输血能否感染疟疾？在治疗上与经蚊传播的疟疾有何不同？

3. 间日疟原虫薄血膜内有何特征？如何与白细胞、血小板相鉴别？

实验七　恶性疟原虫、弓形虫及隐孢子虫

【实验目的】

1. 掌握外周血液中恶性疟原虫的形态特点。

2. 掌握弓形虫滋养体的形态特征。

3. 熟悉隐孢子虫卵囊的形态特征。

【实验材料】

1. **标本**　原虫玻片标本及示教标本。

2. **试剂**　石炭酸品红染色液、10%硫酸溶液、2%孔雀绿原液、二甲苯、香柏油等。

3. **其他**　载玻片、盖玻片、擦镜纸、竹签、生物显微镜等。

【实验方法】　隐孢子虫卵囊抗酸染色法：

1. 以竹签挑取患者粪便少许，于载玻片上涂制成 2 分硬币大小的粪膜，自然干燥。

2. 滴加甲醇固定 5min。

3. 置载玻片于染色架上，滴加石炭酸品红染色液盖满粪膜，染色 5min 后用流水冲洗。

4. 用 10%硫酸溶液褪色约 2min，用流水冲洗。

5. 用 1∶10 孔雀绿工作液复染 1min，用流水冲洗，自然干燥。

6. 先用高倍镜观察，找到蓝绿色背景，再用油镜观察。

【观察标本】

1. **恶性疟原虫**（油镜观察）　重点观察环状体与配子体（因大滋养体与裂殖体的发育都在内脏毛细血管中，周围血液中查不到）。

（1）环状体：被寄生的红细胞一般正常，环状体小，约为红细胞直径的 1/5，环状体的细胞质纤细，核 1 个。但 2 个核的也很常见（图 2-3-25）。

（2）配子体：被寄生的红细胞常因胀破而不易见到或仅见一部分。雄配子体呈香蕉形，两端钝圆，细胞质呈淡蓝色，核疏松较大，淡红色，位于中央，疟色素分布于核的周围（图 2-3-26）；雌配子体呈新月形，两端较尖，细胞质深蓝色，核致密较小，深红色，位于中央，疟色素分布于核的周围（图 2-3-27）。

2. **弓形虫滋养体**（染色标本）（油镜观察）　呈香蕉状或半月形，一端较尖，一端钝圆，（4～7）μm×（2～4）μm，细胞质蓝色，核红色，位于中央（图 2-3-28）。

【示教标本】

1. **隐孢子虫卵囊**（改良抗酸染色）（油镜观察）　呈圆形，直径 4.7～5.2μm，染成玫瑰红色，内含 4 个月芽形子孢子及 1 个空泡状残余体。

2. **弓形虫卵囊**（囊合子）（油镜观察）　猫粪生理盐水涂片，高倍镜观察。圆形或椭圆形，9μm×12μm，囊壁厚，内含 2 个孢子囊，每个孢子囊内含 4 个新月形子孢子（sporozoite）。

【多媒体】　恶性疟原虫、弓形虫及隐孢子虫。

【作业】　绘图：用彩色笔绘恶性疟环状体、配子体及弓形虫的滋养体。

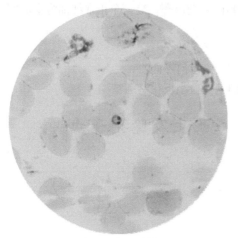

图 2-3-25　恶性疟原虫环状体（×1000）

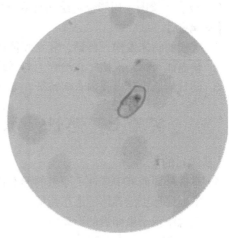

图 2-3-26　恶性疟原虫雄配子体（×1000）

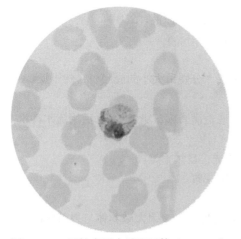

图 2-3-27　恶性疟原虫雌配子体（×1000）

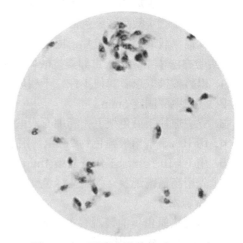

图 2-3-28　弓形虫滋养体（×1000）

【思考题】

1. 恶性疟原虫对人体有何危害？

2. 恶性疟原虫与间日疟原虫形态鉴别要点有哪些？

3. 恶性疟原虫与间日疟原虫生活史鉴别要点有哪些？

4. 隐孢子虫对人体有何危害？

实验八　医学节肢动物

【实验目的】　熟悉重要医学昆虫的主要形态特征、与传病有关的组织结构和生活史。

【标本观察】

1. 三属蚊成虫大体标本

（1）库蚊：呈淡褐色，翅透明无斑点，雌蚊下颚须比喙短，雄蚊下颚须较喙长。

（2）按蚊：呈灰色，翅上有黑白斑点，雌蚊和雄蚊下颚须均与喙等长。

（3）伊蚊：呈黑色，间有白斑，足上有白环，雌雄蚊下颚须长短同库蚊。

2. 五种常见蝇类

（1）舍蝇：体中型，长 6～7mm，灰褐色，胸背有 4 条黑色等宽的条纹。第四纵脉向上弯曲，其末端与第三纵脉相接近，腹部正中有黑色纵纹。

（2）大头金蝇：体大，有亮绿色金属光泽，复眼鲜红色，胸背多细毛。

（3）巨尾阿丽蝇：大型，胸部灰黑色，胸背前中部有 3 条纵纹，腹背面有深蓝色金属光泽。

（4）丝光绿蝇：体中型，有绿色金属光泽，第四纵脉向上强弯。

（5）黑尾麻蝇：中大型，暗灰色胸背有 3 条黑色纵纹，第四纵纹强弯成尖角，腹背具闪光黑白点。

3. 头虱　较体虱小，色较深，其他构造与体虱同。

4. 耻阴虱　形似蟹，头较大，前足和爪细长，中后足与爪较粗壮。

5. 硬蜱成虫　体分颚体（gnathosoma）与躯体（idiosoma）两部分。颚体位于躯体前方，由颚基、螯肢、口下板、须肢组成。颚基是颚体基部，形状因种而异。螯肢为一对杆状构造，自躯体内伸出，它的顶端有钩齿，螯肢腹面有口下板，它的腹面有许多倒齿，自颚基两侧伸出一对须肢，分四节。躯体呈袋状，雄蜱小，背面有盾板，几乎覆盖整个躯体背面，雌蜱较大，背面盾板占前 1/3，足 4 对，第一对足的跗节上有一凹窝，即为哈氏器，司嗅觉。第 4 对足基节后方两侧各有一个气门板，中央为气门。每足分基、转、股、膝、胫和跗节共 6 节，跗节末端有爪。

6. 软蜱成虫　颚体位于躯体腹面的前端，躯体背面无盾，体表有小疣或表皮褶皱，通过外形不易区别雌雄。

7. 恙螨幼虫（玻片标本）　体小，卵圆形，躯体背面有盾板，腹面有足 3 对。

8. 人疥螨　成虫微小，虫体呈圆形或椭圆形，雌虫体长 0.3～0.5mm，雄虫长 0.2～0.3mm，颚体短小，位于虫体前端，螯肢如钳状。

雌疥螨（玻片标本）：椭圆形，足 4 对，前 2 对足端部有一长柄吸垫，后 2 对足端部各有一长鬃。躯体背面具有很多成列的圆锥形皮棘及成对的棘状刚毛和长鬃。

雄疥螨（玻片标本）：体型较雌虫小，第三对足末端有一长鬃，第四对足端为吸垫。躯体背面有许多横皱纹和棘状突起，腹面光滑，呈圆锥状。四对足前两对足与后两对足距离较大，雌雄虫前两对足末端有具长柄的爪垫称吸垫，后两对足雌雄虫不同，雌虫均为长羽毛，而雄虫仅第三对足末端有长刚毛，第 4 对足末端为吸垫。

9. 蠕形螨　体狭长，呈蠕虫状，颚体宽短呈梯形。躯体分足体（前部）和末体（后部）两部分，足体不到躯体 1/3 长，有足 4 对，末体占体长的 2/3 以上，体表具环状横纹，末端钝圆。毛囊蠕形螨（*Demodex folliculorum*）较长，为 0.1～0.4mm，末端钝圆。皮脂蠕形螨（*Demodex brevis*）较毛囊蠕形螨略短，为 0.1～0.2mm，末端尖锐。幼虫和若虫有 3 对足。毛囊蠕形螨的卵半透明，呈蘑菇状，长 104.7μm，最宽处为 41.8μm。皮脂蠕形螨的卵呈椭圆形。仔细观察活动的蠕形螨，4 对足呈伸缩状态。

【示教标本】

1. 三属蚊卵

（1）库蚊卵呈圆锥形，由几十个或几百个相互粘连成卵块而浮于水面。

（2）按蚊卵为舟形，卵两侧有浮囊，单个或呈六角形花纹浮于水面。

（3）伊蚊卵为橄榄形，黑色，沉于水底。

2. 三属蚊幼虫　库蚊、伊蚊幼虫尾端有一呼吸管，库蚊的长而细，伊蚊的短而粗。按蚊幼虫尾端无呼吸管，有呼吸孔 1 对，腹部背面有掌状浮毛。

3. 蚊蛹　形似逗点，体分头胸部和腹部，头胸部背面有一对呼吸管，使头胸部平浮于水面。

4. **雌蚊口器**（玻片标本）　为典型刺吸式口器，下唇延伸，内藏6根细针。

5. **蝇口器**（玻片标本）　为喇叭形的舐吸式口器，末端有两叶肥大的唇瓣。

6. **蝇足**（玻片标本）　蝇足末端有爪、爪垫和爪间突，并满布长鬃和短毛。

7. **印鼠客蚤**（玻片标本）　虫体褐黄色，短小，左右侧扁。头小，具有刺吸式口器。无翅，足3对，发达粗壮。

8. **体虱卵**　椭圆形，黄白色，一端有盖，另一端胶黏在衣服纤维上。

9. **活动蠕形螨**　虫体呈蠕虫状，淡黑色，4对足在伸缩。

10. **蝇蛆后气门**　为幼虫鉴定的重要特征。后气门在第8腹节后截面中央。由气门环、气门裂和气门钮组成。不同的蝇种，幼虫的后气门形态不同。

【思考题】

1. 昆虫纲与蛛形纲形态特点有何区别？

2. 蝇的哪些形态特点和生活习性与传播疾病有密切关系？

3. 蚊、蝇、蚤及虱对人体有哪些危害？

4. 蜱和螨对人有什么危害？如何传播疾病？

第三篇　开放及融合实验

实验一　人外周血 T 细胞亚群检测

【实验目的】　熟悉流式细胞术检测 T 细胞亚群的原理及意义。

【实验原理】　根据 T 细胞表面标志的不同，可将 T 细胞分为若干亚群，如 $CD3^+CD4^+T$ 和 $CD3^+CD8^+T$ 细胞亚群，不同的 T 亚群功能和特性各不相同。通过检测 T 细胞亚群可反映机体的细胞免疫功能，还可辅助诊断各种与细胞免疫功能异常有关的疾病。人外周血 T 细胞亚群可采用流式细胞术进行检测。根据所用荧光抗体的不同可分为直接法和间接法。直接法：用荧光素直接标记抗细胞表面抗原的单克隆抗体（monoclonal antibody，mAb），对细胞染色后采用流式细胞仪检测。如需对该细胞 2 个或 2 个以上抗原进行分析，需选用多个不同荧光素标记的特异性 mAb。间接法：用抗人 T 细胞亚群表面标志的 mAb 与 T 细胞反应后，加入荧光素标记的羊抗鼠 IgG 与细胞作用，使用流式细胞仪进行检测。本实验主要介绍荧光抗体染色直接法检测 T 细胞亚群。

【实验材料】

1. **标本**　新鲜肝素抗凝血。

2. **试剂**　淋巴细胞分层液、pH 7.4 PBS 缓冲液、FITC-抗人 CD3 mAb，PE-抗人 CD4 mAb、PE-抗人 CD8 mAb。

3. **器材**　静脉采血针、肝素抗凝管、碘伏、试管、细胞计数板、1.5ml EP 管及滴管等。

【实验方法】

1. 碘伏消毒，静脉采血针刺入待测者肘正中静脉，取血 1～2ml，加入肝素抗凝管中。

2. 取一支空试管，加入 1ml 淋巴细胞分层液。

3. 将 1ml 待检肝素抗凝全血沿管壁轻轻加至淋巴细胞分层液上层，血液和分层液切勿混合。500g 离心 15min。

4. 用滴管将血浆和淋巴细胞分层液之间的白膜层（外周血单个核细胞层）轻轻吸出，置于另一试管中。用 pH 7.4 PBS 缓冲液洗 2 次，300g 离心 10min。用细胞计数板对收获细胞进行计数，稀释细胞浓度为 1×10^6 个/ml。

5. 吸取 100μl 细胞悬液至 1.5ml EP 管中。

6. 加入抗体（每种抗体 10μl），每个待测标本至少 5 管，包括①FITC-CD3 mAb 及 PE-CD4 mAb 管；②FITC-CD3 mAb 及 PE-CD8 mAb 管；③单独 FITC-CD3 mAb 管；④单独 PE-CD4/CD8 mAb 管；⑤同型 IgG1 抗体的对照管。

7. 室温避光反应 30～45min，pH 7.4 PBS 缓冲液洗涤 2 次，去除游离荧光抗体。

8. 加 0.5ml pH 7.4 PBS 缓冲液混匀细胞，尼龙网过滤，去除粘连细胞，4℃避光 1h 内上机检测；若不能及时上机，加入 0.5ml 含 1%多聚甲醛的 PBS 缓冲液，4℃冰箱保存，48h 内上机检测。

【实验结果】　用流式分析软件对流式细胞仪采集的数据进行分析，检测 T 细胞（$CD3^+$细胞）百分率，T 细胞中 $CD4^+$细胞和 $CD8^+$细胞百分率等。

【注意事项】

1. 待检血液标本必须新鲜，放置时间不宜过长（3～4h）。

2. 荧光抗体需避光保存。多种荧光抗体染色时需设置单一荧光抗体对照，合理设置各种荧光素之间的补偿值，避免相互之间的干扰。

实验二　小鼠溶血空斑形成实验

【实验目的】　掌握小鼠溶血空斑形成实验的原理及意义。

【实验原理】　首先采用绵羊红细胞（sheep red blood cell，SRBC）免疫小鼠，取小鼠脾脏，制备单个游离的脾脏细胞悬液，与一定量的 SRBC 混合并加入补体，脾细胞中针对 SRBC 的抗体形成细胞可产生抗 SRBC 抗体，使周围的 SRBC 致敏，在补体的参与下，引起已致敏的绵羊红细胞溶解，在液相小室中形成肉眼可见的溶血空斑。空斑的数量与 SRBC 抗体形成细胞的数量有关，空斑的大小与抗体形成细胞产生抗体的量有关。本实验为直接溶血空斑形成实验，仅能测定 IgM 生成细胞。其他类型的 Ig 由于溶血效应较低，不能直接检测，可用间接检测法，即在小鼠脾细胞和 SRBC 混合时，加入抗鼠 Ig 抗体（如兔抗鼠 Ig），使抗体生成细胞所产生的 IgG 或 IgA 与抗 Ig 抗体结合成复合物，能活化补体，引起 SRBC 溶解，产生溶血空斑，称为间接溶血空斑形成实验。

【实验材料】

1. **动物**　小鼠。

2. **试剂**　10%SRBC、5%SRBC、Hanks 液、生理盐水、经 SRBC 吸收的补体、石蜡等。

3. **其他**　眼科剪刀、镊子、平皿、离心管、吸管、细胞筛（100 目）、微量移液器、玻片、双面胶、血细胞计数板、5ml 注射器针栓等。

【实验方法】

1. **免疫小鼠**　实验前 4d，每只小鼠腹腔注射 5% SRBC 0.4ml，同时取部分小鼠，不做任何处理或注射生理盐水作为对照。

2. **制备脾细胞悬液**　4d 后将免疫和对照小鼠断颈处死，分别取脾脏，置于培养皿中，用眼科剪刀将其剪成小块，在 100 目细胞筛上用 5ml 注射器针栓轻轻研磨，收集脾细胞，500g 离心 7min，弃上清液，再次洗涤后，用血细胞计数板计数细胞，用 Hanks 液将脾细胞稀释为 $1×10^7$ 个/ml（每个小鼠脾脏约加入 6ml Hanks 液），混匀备用。

3. **制备 10%SRBC**　用 Hanks 液将 SRBC 洗涤 3 次（每次 500g，离心 5min），最后用 Hanks 液将其配成 10% SRBC 悬液。

4. **补体制备**　1 份压积 SRBC 加入 3 份豚鼠血清，混匀，4℃放置 30min，500g 离心 10min，吸取上清液 4℃保存备用（用时以 1∶2 或 1∶3 稀释）。

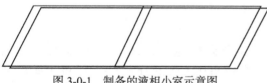

图 3-0-1　制备的液相小室示意图

5. **制备液相小室**　用两张玻片夹三条双面胶带制成两个小室，如图 3-0-1 所示。

6. **正式实验**　在 16 孔或 25 孔细胞培养板中每孔按表 3-0-1 加入试剂。

表 3-0-1　细胞培养板中每孔加入的试剂

试剂	加入量
Hanks 液	180μl
10%SRBC	50μl
1∶3 补体	50μl
$1×10^7$ 个/ml 脾细胞	20μl

混匀后用毛细滴管灌入小室，灌满为止（约装 250μl），用石蜡封边，37℃孵育 1.5h，肉眼计数小室空斑数。

【实验结果】

1. 脾脏淋巴细胞总数的计算方法　取 20μl 1×10^7 个/ml 脾细胞悬液，加至 0.38ml 白细胞稀释液中，混匀，用血细胞计数板计数。

脾脏淋巴细胞总数=血细胞计数板四角大格的细胞均数×1000×稀释倍数（20）×脾细胞悬液毫升数

2. 小室空斑数计算

（1）计数小室的空斑数，设为 X_1。

（2）计算 20μl 脾细胞悬液所形成的溶血空斑数，设为 X_2。即 $250 : 300 = X_1 : X_2$。

（3）计算全脾细胞悬液所形成的空斑数，设为 X_3。

则 $20 : 6000 = X_2 : X_3$。

3. 空斑形成率=全脾细胞悬液所形成的空斑数 X_3/脾脏淋巴细胞总数×100%

【注意事项】

1. 为防止抗体形成细胞死亡和活性下降，制备好的脾脏细胞应立即使用或在 4℃保存并尽快使用。

2. 液相小室应清洁干净，无油污。

3. 避免灌注过程中液相小室内出现气泡。

4. 石蜡封边时应封闭完全，水平放置，避免小室内液体流动。

实验三　NK 细胞功能测定

乳酸脱氢酶释放法

【实验目的】　了解 NK 细胞功能测定的原理及方法。

【实验原理】　NK 细胞具有细胞毒作用，能直接杀伤靶细胞，测定人 NK 细胞常采用 K562 细胞，测定小鼠 NK 细胞活性常采用小鼠淋巴细胞瘤细胞 YAC-1 作为靶细胞。将小鼠 NK 细胞和 YAC-1 细胞共同培养 24h，YAC-1 靶细胞被杀伤，细胞内的乳酸脱氢酶(lactate dehydrogenase，LDH）释放到细胞外，加入 LDH 的底物，即可产生紫红色的产物，通过测定产物的量，可反映 NK 细胞的杀伤活性。

【实验材料】

1. 动物与细胞　雌性 C57BL/6 小鼠（8～10 周龄）、YAC-1 细胞系。

2. 试剂　小牛血清、Hanks 液、RPMI 1640、LDH 检测试剂盒。

3. 其他　眼科剪刀、镊子、细胞筛、无菌培养皿、细胞培养瓶、96 孔细胞培养板、血细胞计数板及无菌滴管等。

【实验方法】

1. 效应细胞的制备

（1）取 8～10 周龄 C57BL/6 小鼠，断颈处死，于 75%乙醇溶液中浸泡 5～10min，无菌操作取出脾脏，用含 5%小牛血清的 Hanks 液漂洗。

（2）将脾脏剪成小块，用玻璃针栓在 200 目细胞筛上轻轻研磨，制备单个脾细胞悬液，取滤液至试管内，300g 离心 10min，弃上清液，沉淀中加入 2ml 红细胞溶解液混匀，静置 10min，其间轻轻振摇。300g 离心 10min 后弃上清液，加入 RPMI 1640 细胞培养液洗涤、计数，用含有 10%小牛血清的 RPMI 1640 培养液将细胞浓度调整为 5×10^6 个/ml。

2. **靶细胞的制备** 无菌取对数生长期的 YAC-1 细胞,用含 10%小牛血清的 RPMI 1640 液洗涤并调整细胞浓度为 2×10^5 个/ml。

3. **细胞毒实验** 将细胞置于 96 孔细胞培养板培养,分别设实验组及各种对照组。

实验组:在 96 孔反应板各孔中分别加入效应细胞(待测细胞)和靶细胞(YAC-1 细胞)各 100μl,效应细胞和靶细胞数量之比为 25:1。

效应细胞对照组:加入效应细胞和 RPMI 1640 液各 100μl。

靶细胞对照组:加入靶细胞和 RPMI 1640 液各 100μl。

每组均设 3~4 个复孔,混匀,将培养板置于细胞培养箱中,在 37℃ 5%CO₂ 条件下培养 18~24h。取出各孔上清液转移至另一 96 孔反应板中,加入 LDH 底物,作用 15min,加终止液盐酸(1mol/L)终止反应,490nm 波长测定吸光度值(A),按下列公式计算 NK 细胞的活性。

【实验结果】

$$待测标本中 NK 细胞杀伤活性(\%) = \left(1 - \frac{A_{E+T} + A_E}{A_T}\right) \times 100\%$$

其中:A_{E+T} 是实验孔的平均 A 值,A_E 是效应细胞对照孔的平均 A 值,A_T 是靶细胞对照孔的平均 A 值。

【注意事项】

1. 效靶比对实验结果影响很大,应根据具体情况选择一个最佳效靶比,通常 5:1~100:1。

2. 为保证细胞活力,细胞处理过程中需注意无菌操作,避免细菌污染。

实验四 巨噬细胞吞噬功能测定

【实验目的】 熟悉单核-吞噬细胞吞噬功能的检测方法。

【实验原理】 单核-吞噬细胞系统包括血液中的单核细胞和组织中的巨噬细胞,该系统具有强大的吞噬功能,可吞噬和杀灭多种病原微生物和衰老损伤的细胞,是机体非特异免疫的重要组成之一。小鼠巨噬细胞吞噬功能的检测可分为体内实验和体外实验。体内实验:先采用淀粉等注入小鼠腹腔,以诱导巨噬细胞聚集,进而对腹腔中的颗粒性异物进行吞噬。体外实验:将待测巨噬细胞与吞噬颗粒(如鸡红细胞、白念珠菌、酵母细胞等)混合孵育一定时间后,颗粒物质可被巨噬细胞吞噬。计算巨噬细胞吞噬百分率和吞噬指数,可反映巨噬细胞的吞噬功能。

【实验材料】

1. **动物** 小鼠。

2. **试剂** 2%及 5%淀粉溶液、5%鸡红细胞悬液及瑞特染液。

3. **其他** 一次性注射器、玻片、滴管、微量加样器等。

【实验方法】

1. 配制 2%淀粉和 5%淀粉溶液,煮沸后冷却,用注射器将 2%淀粉溶液 3ml 注入小鼠腹腔内。

2. 次日复注射 5%淀粉溶液 3ml,1h 后,再于腹腔注入洗涤过的 5%鸡红细胞悬液 1.5ml。

3. 注射鸡红细胞 1h 后,断颈处死小鼠,暴露腹部,在腹部剪一小口,用滴管抽取小鼠腹腔渗出液,滴于载玻片的一端 1~2 滴,推片,于空气中自然干燥。用瑞特染色法染色后镜检。

【实验结果】 可观察到巨噬细胞吞噬鸡红细胞的现象,鸡红细胞为有核的椭圆形细胞,被吞噬于巨噬细胞的胞质内或游离于巨噬细胞外。可计数 100 个巨噬细胞中吞噬鸡红细胞的细胞数量,同时计数被吞噬的鸡红细胞数量。分别计算吞噬百分率及吞噬指数,公式如下。

$$吞噬百分率=\frac{吞噬细菌的巨噬细胞数}{100}\times100\%$$

$$吞噬指数=\frac{100个吞噬细胞中所吞噬的鸡红细胞总数}{100}$$

正常参考值吞噬百分率为 62.77%±1.38%，吞噬指数为 1.058±0.049。

【注意事项】 进行腹腔注射时，应注意不要过深，以免刺破肠管及膀胱。

实验五 中性粒细胞吞噬功能检测

【实验目的】 熟悉中性粒细胞吞噬功能的检测方法。

【实验原理】 中性粒细胞具有强大的吞噬和消化功能，是机体固有免疫系统的重要组成细胞之一。中性粒细胞吞噬过程可分为趋化、吞噬和胞内杀伤三个阶段。异物入侵时，引起局部趋化分子和黏附分子的改变，中性粒细胞从血管渗出，被趋化至异物入侵部位，进而吞噬及消灭异物。

【实验材料】

1. **动物** 小鼠。
2. **试剂** 金黄色葡萄球菌 24h 肉汤培养物、瑞特染液。
3. **其他** 一次性注射器、解剖器械及载玻片等。

【实验方法】

1. 实验前 24h，小鼠腹腔内注射 2%无菌淀粉液 2ml。
2. 实验前 4h，小鼠腹腔内注射 3ml 无菌生理盐水。
3. 实验前 30min，小鼠腹腔内注射 0.3ml 金黄色葡萄球菌菌液，随即注入 3ml 空气，手持小鼠上下翻转，以使菌液散开。
4. 30min 后，腹部剪一小口，用滴管吸取腹腔液滴于载玻片上，涂片，干燥。
5. **瑞特染色** 将瑞特染液滴加于涂片上，染色 1min，再加等量的蒸馏水轻轻晃动使之混合，继续染色 5min。用蒸馏水冲洗，待干或用吸水纸吸干，镜检。

【实验结果】 油镜下可见吞噬金黄色葡萄球菌的中性粒细胞，杆状核或分叶核。按照血细胞分类计数方法计数 100 个中性粒细胞，计数吞噬细菌的中性粒细胞数量和吞噬细菌的总数，分别计算出吞噬百分率和吞噬指数。

$$吞噬百分率=\frac{吞有细菌的中性粒细胞数}{100}\times100\%$$

$$吞噬指数=\frac{100个吞噬细胞中所吞噬的细菌总数}{100}$$

吞噬百分率和吞噬指数高，表明中性粒细胞吞噬能力强；反之则低。正常人中性粒细胞吞噬百分率可达 6%左右，吞噬指数不小于 1。

【注意事项】 进行腹腔注射时，应注意不要过深，以免刺破肠管及膀胱。

实验六 脓标本中致病菌的分离和鉴定

【实验目的】

1. 熟悉脓液及创面感染标本的采集方法及注意事项。
2. 熟悉脓液及创面分泌物细菌学检验程序。
3. 了解脓液及创面分泌物中常见的病原微生物种类及其临床感染特点。

【实验原理】 脓液及创伤分泌物在化脓性感染过程中最常见。脓液及创伤分泌物中的病原菌来源有外源性和内源性两种。其中能够检出的细菌种类很多，最常见的致病菌多为金黄色葡萄球菌、化脓性链球菌，其次为假单胞菌、肠杆菌科细菌等。标本采集后可通过直接涂片革兰氏染色、普通细菌的分离培养和厌氧培养等程序进行检验。

【实验材料】

1. **标本** 穿刺液、脓液、创面分泌物或模拟脓标本。

2. **培养基** 血平板、O-F 试验管、API 生化条。

3. **试剂** 革兰氏染液、3%过氧化氢、1%盐酸四甲基对苯二胺、新鲜血浆等。

4. **其他** 载玻片、酒精灯及取菌环等。

【实验方法】

1. **标本采集**

（1）首先用无菌生理盐水拭净病灶表面。

（2）对已破溃脓肿，以无菌棉拭子采取脓液及病灶深部的分泌物，而瘘管则以无菌方法采取组织碎片，放入无菌试管中送检。

（3）对未破溃的脓肿最好用 2.5%～3%碘酊和酒精消毒患部皮肤后，以无菌注射器抽取脓汁及分泌物，也可于切开排脓时以无菌棉拭子采取。

（4）有时也可将沾有脓汁的最内层敷料放入无菌平皿内送检。

（5）对放线菌的标本，常用无菌棉拭子挤压瘘管，取脓汁中的"硫磺样颗粒"，放于试管内送检，也可将灭菌纱布塞入瘘管内，次日取出送检。

2. **检验程序**

（1）将所采集的标本接种于血平板培养基及庖肉培养基中进行厌氧培养，同时将棉拭子做直接涂片及革兰氏染色后镜检。

（2）将分离培养的血平板或庖肉培养基置 37℃培养 24h，观察菌落特征及生长情况并再次做革兰氏染色、镜检。

（3）触酶实验：如阳性可能为葡萄球菌；阴性可能为链球菌。

如怀疑葡萄球菌应注意其色素及溶血情况，做凝固酶试验。

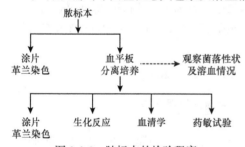

图 3-0-2 脓标本的检验程序

如怀疑为链球菌，应注意其溶血情况，并接种于葡萄糖肉汤中。观察有无沉淀生长，沉淀物作涂片检查后可找到呈链状排列的链球菌，然后继续对其进行分群相关实验。具体流程见图 3-0-2。

【实验结果】

1. 观察脓液及创面分泌物性状、色泽、气味，为培养鉴定提供参考依据。如脓液黏稠、黄色，病灶局限，可能为金黄色葡萄球菌感染；如脓液稀薄、带血水，病灶扩散，可能为化脓性链球菌感染；脓液绿色带生姜味可能为铜绿假单胞菌感染；脓液有恶臭可能为厌氧菌感染。

2. 若直接涂片革兰氏染色发现革兰氏阳性或革兰氏阴性细菌，而分离培养时又无细菌生长，应考虑：①患者已经接受抗生素治疗；②可能为厌氧菌感染；③标本未及时接种或培养基不恰当。若经 37℃孵育 48h 后仍无细菌生长，且又无其他细菌观察的必要时，可报告"孵育 48h 无细菌生长"。

3. 对培养前的标本，均应首先作涂片革兰氏染色镜检，初步报告镜下所见"镜检见革兰氏阳/阴性球/杆菌，疑为某种菌"。若疑为结核分枝杆菌则应作抗酸染色后镜检。

【注意事项】

1. 如患者已用磺胺类和抗生素类药物治疗，应在培养基内加入相应的物质（如对氨基苯甲酸、青霉素酶等）以免出现假阴性结果。

2. 当创伤流血时、24h 内服用过药物或 12h 内有烧伤，均不宜采集标本做细菌分离培养，因为在上述条件下获得阳性培养结果的机会甚少。

实验七　粪便标本中肠道致病菌的分离和鉴定

【实验目的】

1. 熟悉肠道感染中常见致病菌的种类。
2. 熟悉肠道标本中致病菌的分离培养和鉴定方法。
3. 了解肠杆菌科细菌常用生化反应及其意义。

【实验原理】　人体肠道内有不同种类和数量的正常菌群，因此粪便标本中包含有大量的正常菌群，通常需要使用选择性培养基分离致病菌。肠道致病的细菌种类繁多，有致病性较强的沙门菌属、志贺菌属、霍乱弧菌、肠出血性大肠埃希菌等；能引起腹泻或食物中毒的副溶血弧菌、小肠结肠炎耶尔森菌、空肠弯曲菌等；二重感染的常见病原菌包括金黄色葡萄球菌、艰难梭菌、真菌等。不同病原微生物引起消化道感染的症状和体征往往很相似，给临床实验室确诊带来困难，因此对于肠道致病菌的分离应根据其不同的特点选用不同的方法。

本实验主要针对沙门菌属和志贺菌属的细菌进行分离和鉴定。将肠道标本直接接种在肠道强选择性培养基（SS 琼脂平板）和弱选择性培养基（Mac 培养基、EMB、中国蓝琼脂）中，可抑制部分其他非致病菌的生长，同时由于沙门菌属和志贺菌属的大多数细菌不分解乳糖，而肠杆菌科的多数非致病菌能分解乳糖，因此，根据乳糖分解实验即能将上述两属细菌初步筛选出来，然后再依据其在克氏双糖铁的生长情况，以及 IMViC、尿素分解等实验结果，可大致确定病原菌的菌属，最后再依据相应菌属的系列生化实验及血清学实验进行最终鉴定。具体检验流程见图 3-0-3。

【实验材料】

1. **标本**　粪便标本或肛拭子。

2. **培养基**　SS 琼脂平板、Mac 培养基、克氏双糖铁（KIA）、GN 增菌液、M-H 琼脂、动力-吲哚-尿素（MIU）培养基等。

3. **血清**　志贺菌属诊断血清及沙门菌属诊断血清等。

4. **试剂**　药物敏感纸片及 API 检测试剂盒等。

【实验方法】

1. **标本采集**　选取新鲜粪便标本，尽量挑取其中脓血或黏液部分，立即检测，必要时可采集肛拭子。

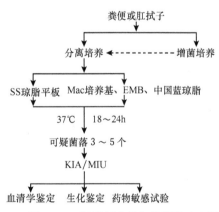

图 3-0-3　肠道标本的细菌学检验流程

2. **直接涂片革兰氏染色检查**　粪便标本中由于含有大量的正常菌群，根据其染色性和形态无法区别病原菌，故一般不做直接涂片检查。临床怀疑是霍乱弧菌、结核分枝杆菌或菌群失调需要大致估计菌群比例或二重感染（假膜性肠炎、真菌性或葡萄球菌性肠炎）时，可进行直接涂片染色检查。

3. 分离培养 粪便标本可直接接种于 SS 琼脂平板和 Mac 培养基,对于肛拭子等含菌量较少的标本可先接种于 GN 增菌液,37℃培养 18～24h 后,再进行分离。

4. 肠道致病菌的筛选 在 SS 琼脂平板上可见散在的沿划线分布的大小不等、两种颜色的菌落,一种是较大的红色菌落,另一种是较小的半透明的淡黄色或无色菌落(沙门菌属的菌落中央多有黑芯)。其中,较大的红色菌落是分解乳糖的肠道非致病菌,较小的半透明的淡黄色或无色菌落是不分解乳糖的肠道致病菌。挑取 3～5 个无色或淡黄色菌落分别接种于 KIA 和 MIU,37℃培养 18～24h。

5. 生化反应鉴定 根据 KIA 和 MIU 中的生长情况和实验结果判定所挑选细菌的菌属(表 3-0-2),进行 Oxidase 氧化酶检测,再根据此结果选择相应的 API 试剂条进行生化反应鉴定。

表 3-0-2 肠道致病菌的初步生化反应鉴定结果

肠道杆菌	KIA				MIU		
	斜面	底层	H$_2$S	产气	动力	吲哚	脲酶
志贺菌属	K	A	–	–/+	–	+/–	–
沙门菌属	K	A	+/–	+/–	+	–	–
变形杆菌属	K	A	+	+/–	+	+/–	+
埃希菌属	A	A	–	+	+	+	–

6. 血清学鉴定 根据初步确定细菌的菌属选择相应的抗血清进行鉴定。沙门菌属先用 A～F 多价 O 血清进行凝集,然后用分群 O 血清进行凝集,再依次进行 H 抗原第一相、第二相凝集,最终确定菌种和血清型。如 A～F 多价 O 血清不凝集,需将细菌在 100℃加热 30min 以破坏 Vi 抗原后重复进行。如仍不凝集则可能为非 A～F 群沙门菌。志贺菌属先采用 4 种多价血清进行凝集,然后再用各群的多价和单价血清进行凝集反应。

7. 药物敏感试验 如分离出志贺菌或沙门菌,则取其单个菌落进行药物敏感试验。

【实验结果】

1. 如分离培养未见可疑菌落,或经过鉴定确认与沙门菌属和志贺菌属不符,可报告"未分离到沙门菌和志贺菌"。

2. 如分离出某种沙门菌,可报告"分离出××沙门菌"或"分离出×群沙门菌";如分离出某种志贺菌,可报告"分离出××志贺菌(×型)",并附上药物敏感试验结果。

实验八 尿液标本中细菌的分离与鉴定

【实验目的】

1. 掌握尿液标本的采集与处理。

2. 掌握尿液标本的细菌学检验方法。

【实验原理】 正常人未排出的尿液是无菌的,各种微生物(细菌、真菌、衣原体、支原体、某些病毒等)侵入尿路,在尿路中大量生长繁殖,从而引起尿路感染,简称尿感。尿路感染常见病原菌 80%为革兰氏阴性杆菌,其中以大肠埃希菌最为常见,其次为变形杆菌、铜绿假单胞菌、克雷伯菌等;约 20%为革兰氏阳性菌,以肠球菌多见,其次为葡萄球菌、结核分枝杆菌,少数为厌氧菌等。真菌性尿路感染近年呈上升趋势。

本实验通过对尿路感染患者的尿标本进行涂片染色、细菌计数、分离培养、生化鉴定等一系列实验,从而鉴定出尿路感染中病原菌的种类,然后通过药物敏感试验指导临床合理选用抗生素。

【实验材料】

1. **标本** 尿路感染患者的晨尿。

2. **培养基** 血琼脂培养基、Mac 培养基、普通琼脂培养基等。

3. **试剂** 相关细菌生化鉴定条、革兰氏染液、氧化酶试剂等。

4. **其他** 无菌试管、定量取菌环、药敏纸片等。

【实验方法】

1. **标本采集** 正常人未排出的尿液是无菌的,但在尿道口和外阴部位存在正常菌群,所以在采集尿液标本时,应遵守无菌操作规则,避免正常菌群的污染。常用的尿液采集方法有以下几种。

(1)导尿法:采用无菌导尿管取得尿液 10~15ml,盛于无菌容器中送检。导尿有将微生物引入膀胱的危险,多次重复导尿可造成逆行性感染。

(2)中段尿采集法:女性患者先用肥皂水及 1∶1000 高锰酸钾溶液冲洗外阴部及尿道口;男性患者应翻转包皮冲洗,用 1∶1000 新洁尔灭消毒尿道口。用无菌生理盐水冲去消毒液,再用无菌纱布拭干,患者排尿时弃去前段尿,留取中段尿 10~15ml,盛于无菌容器中送检。

(3)肾盂尿采集法:两侧肾盂尿由泌尿科医生采集,左右侧标本必须明确标记,以免混淆。

(4)膀胱穿刺采集法:此法主要用于厌氧菌培养。耻骨上皮肤经碘酒消毒后,再用酒精擦拭,以无菌注射器做膀胱穿刺,抽取尿液后插入橡皮塞送检。

(5)留尿法:留取 24h 尿液,取沉渣送检,用于结核分枝杆菌的培养。

2. **检验程序** 如图 3-0-4 所示。

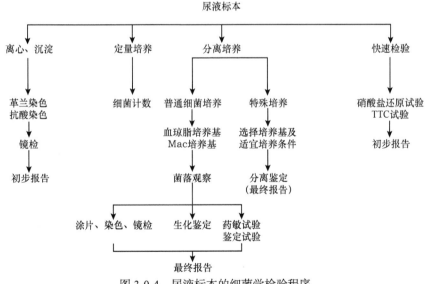

图 3-0-4 尿液标本的细菌学检验程序

3. **实验内容**

(1)尿液的菌落计数

直接计数法:用定量取菌环取 0.001ml 尿液置于载玻片上,涂成直径 3~5mm 的涂面,进行革兰氏染色,油镜下观察,若每视野平均有 1 个以上的细菌,则尿液中细菌数≥$1×10^5$个/ml。<$1×10^4$个/ml 细菌数的尿液中大多查不到细菌和白细胞。

定量接种法：用定量取菌环蘸取尿液，在血琼脂培养基或普通琼脂培养基上作连续划线接种，37℃培养箱中孵育 18～24h，计算平板上生长的菌落数。若定量取菌环含量为 0.001ml，则整个平板菌落数乘以 1000，即得每毫升尿液中的细菌数。

倾注培养法：取尿液 0.1ml 用 9.9ml 生理盐水做 1∶100 稀释，取 1ml 置入 9cm 无菌平皿中，加入已熔化并冷却至 50～60℃的普通琼脂培养基，立即充分混匀，凝固后放入 37℃培养箱中孵育 48h，生长菌落数乘以 100 即得每毫升尿液中的细菌数。

报告方式：平板上如有细菌生长，计数菌落后，报告"每毫升尿液中细菌数为××"；如经 48h 培养后仍无细菌生长，报告"普通需氧培养 48h 无细菌生长"。

判断标准：根据尿中细菌的数量来判断是否感染，一般认为，细菌计数 $<1×10^4$ 个/ml 为污染，$>1×10^5$ 个/ml 为感染，$1×10^4$～$1×10^5$ 个/ml 为可疑。

（2）普通细菌的形态学检查：用无菌方法吸取尿液 10ml，置于无菌离心管内，经 500g 离心 30min，弃去上清液，取沉淀物涂片，革兰氏染色镜检。根据其形态染色特点，可得出初步报告："找到革兰氏×性×菌"。如未发现任何细菌及脓细胞时，报告："未找到细菌及脓细胞"。涂片检查无诊断意义，但可作为进一步检查的参考。

（3）普通细菌的分离培养鉴定：取尿液离心沉淀物分别接种于血琼脂培养基及 Mac 培养基上，37℃孵育 18～24h，观察有无菌落生长。根据菌落特征和涂片镜检结果，选择相应方法作进一步鉴定。若为革兰氏阴性杆菌，则从 Mac 培养基上挑取可疑菌落作纯培养，氧化酶阴性细菌按肠杆菌科的细菌进行生化反应鉴定；若为革兰氏阳性球菌，则从血琼脂培养基上挑取可疑菌落作纯培养，分别按肠球菌、链球菌、葡萄球菌进行生化反应鉴定。根据全面的生化反应结果，报告"检出××菌"。

（4）药物敏感试验：根据细菌鉴定结果选择相应的药物进行药物敏感试验。

【实验结果】

1. 涂片染色找到革兰氏×性×菌。
2. 尿液菌落计数：每毫升尿液中细菌数为××。
3. 通过细菌的分离培养及生化反应鉴定结果，报告"检出××菌"。
4. 药物敏感试验结果。

【注意事项】

1. 尿液标本采集时应严格无菌操作，避免杂菌污染。
2. 标本采集后应立即送检和接种。
3. 尿液标本中不得加入消毒剂或防腐剂。
4. 应在患者使用抗生素前采集标本。
5. 通常晨尿为佳。

实验九　手足口病的病原学检测

【实验目的】　熟悉手足口病的实验室诊断原理及方法。

【实验原理】　手足口病（hand-foot-mouth disease，HFMD）是由多种肠道病毒感染引起的急性传染病，多见于学龄前儿童，发病比较急，并可持续流行或暴发流行，严重者可引起死亡，已成为我国严重的公共卫生问题之一，被列入丙类传染病。

目前研究表明柯萨奇病毒 A 组 16 型（coxsackievirus A16，CoxA16）和肠道病毒 71 型（human enterovirus 71，EV71）是手足口病的重要病因。CoxA16 病毒感染较 EV71 感染症状轻，但能与 EV71 病毒合并感染并且交替流行，近年来也颇受关注。CoxA16 病毒和 EV71 病毒的共同特点：单股正链 RNA 病毒、无外膜、四种颗粒蛋白（VP_1～VP_4）形成的五聚体及六聚体构成病毒颗粒衣壳。肠道病毒感染的检测方法有病毒分离、核酸检测及血清学实验等。本实验主要应用肠道病毒通用型实时荧光 PCR 检测试剂盒、肠道病毒 CoxA16 型实时荧光 PCR 检测试剂盒及肠道病毒 EV71 型实时荧光 PCR 检测试剂盒检测手足口病标本中的病原体，以辅助手足口病的临床诊断。

【实验材料】

1. **标本** 咽拭子。

2. **试剂** RNA 提取试剂盒、肠道病毒通用型实时荧光 PCR 检测试剂盒、肠道病毒 EV71 型实时荧光 PCR 检测试剂盒、肠道病毒 CA16 型实时荧光 PCR 检测试剂盒等。

3. **其他** 带滤芯枪头、EP 管等。

【实验方法】

1. **标本采集** 采集患儿咽拭子标本，用无菌棉签拭抹咽喉壁和两侧扁桃体位置，迅速将咽拭子放入专用的保存管中，放入 –20℃冰箱保存，用于病原体检测。

2. **核酸提取** 参照 RNA 提取试剂盒说明书进行操作。

3. **实时荧光 PCR**

（1）取 N 个（N=阴性质控品+待测样本+阳性质控品）PCR 反应管，每管加入 PT-PCR 反应液 15μl、逆转录酶系 2μl、Taq 酶系 3μl。

（2）在反应管中分别加入阳性质控、阴性质控、待检样本 5μl，1600g 离心 30s，放入荧光 PCR 仪中。

（3）上机操作，设定反应条件：40℃ 25min，1 个循环；94℃ 3min，1 个循环；93℃ 15s→55℃ 45s，40 个循环。

【实验结果】 阴性质控品无典型 S 形扩增曲线或无 Ct 值显示。

阳性质控品有典型 S 形扩增曲线且 Ct 值≤30。

检测样本无典型 S 形扩增曲线或 Ct 值＞（EV71）35.1（CoxA16＞34.8），判断样品为阴性。

检测样本有典型 S 形扩增曲线且 Ct 值≤（EV71）35.1（CoxA16≤34.8），判断样品为阳性。

实验十 粪便中常见寄生蠕虫卵及医学原虫包囊检查

【实验目的】

1. 掌握粪便中常见蠕虫卵及原虫包囊的种类及形态特征。

2. 熟悉几种常用的蠕虫卵检查方法及原虫包囊的检查方法。

3. 了解常见蠕虫生活史各期形态特点及中间宿主。

【实验材料】

1. **标本** 待检粪便及干燥血吸虫卵。

2. **试剂** 甘油-孔雀绿溶液、生理盐水、碘液、比重 1.18 的硫酸锌溶液、饱和盐水、碘液。

3. **其他** 载玻片、盖玻片、竹签、滴管、玻璃纸片、湿纱布、试管、胶皮手套、金属筛（40～60 孔）、金属环、滤纸、锥形杯、250ml 三角烧瓶。

【实验方法】

1. **直接涂片法**

（1）滴加生理盐水 1 滴于载玻片中央。

（2）用竹签挑取火柴头大小的粪便于生理盐水内调匀。

（3）将粪便涂成薄膜，厚薄以透过薄膜尚能看清印刷字体为宜。

2. 厚涂片透明法（改良加藤法）

（1）取约 5mg（已用 100 目不锈钢筛除去粪渣）粪便置于载玻片上，覆以浸透甘油-孔雀绿溶液的玻璃纸片，轻压，使粪便铺开（20mm×25mm）。

（2）置于 30～36℃ 温箱中约 30min 或 25℃ 约 1h。

（3）待粪膜稍干，即可镜检。

玻璃纸片的准备：将玻璃纸剪成 22mm×30mm 的小片，浸于甘油-孔雀绿溶液（含纯甘油 100ml、水 100ml 和 3%孔雀绿 1ml 的水溶液）中，至少浸泡 24h，至玻璃纸呈现绿色。使用此法需掌握粪膜的合适厚度和透明的时间。如粪膜厚，透明时间短，虫卵难以发现；如透明时间过长，则虫卵变形，也不易辨认。

3. 浓聚法

沉淀法：小的钩虫卵和某些原虫包囊则效果较差。

浮聚法：利用比重较大的液体，使蠕虫卵上浮，集中于液体表面。

4. 碘液染色法　常用于肠道原虫包囊的检查，参考实验五技术操作。

【**注意事项**】　应注意虫卵与粪便中异物的鉴别。虫卵都具有一定形状和大小，卵壳表面光滑整齐，具固有色泽，卵内含细胞或幼虫。

实验十一　自生阿米巴检查

【**实验目的**】　掌握活动阿米巴滋养体的检查方法。

【**实验材料**】

1. 标本　新鲜蔬菜叶（菠菜、香菜、芹菜等）。

2. 试剂　生理盐水、蒸馏水。

3. 其他　牙签、载玻片、盖玻片、100ml 三角培养瓶及滴管等。

【**实验方法**】

1. 齿龈阿米巴的检查

（1）用牙签取齿龈上垢物，放入滴有温生理盐水的载玻片上做成均匀涂片，加上盖玻片，在低倍镜下观察。

（2）看到活动阿米巴滋养体，再用高倍镜观察阿米巴伪足运动方向与特点。

（3）每人检查 3 次。

2. 土壤中自生阿米巴的培养及检查

（1）把新鲜蔬菜叶（菠菜、香菜、芹菜等）搅碎后放入装有蒸馏水的 100ml 三角培养瓶或一次性塑料纸杯内，在 37℃ 培养箱内培养 3d。

（2）培养结束后用滴管吸取培养液 1 滴滴在载玻片上，加上盖玻片，在低倍镜下观察。

（3）看到活动阿米巴滋养体，再用高倍镜观察阿米巴伪足运动方向与特点。

（4）每人至少检查 3 次。

【**实验结果**】

1. 活动的自生阿米巴滋养体　滋养体大小为 12～40μm，形状不规则，伪足透明，呈舌状或指状，内质可随伪足伸出而流动（阿米巴样运动），运动缓慢。内质中的食物泡内含有淀粉颗粒或细菌。细胞核不易见到。

2. 齿龈阿米巴与致病性阿米巴具有相似的形态和运动特点。

【**注意事项**】　为保持阿米巴滋养体的活动性，应使用 37℃ 的温生理盐水。温度过低阿米巴滋养体活动缓慢甚至停止，不易观察。

实验十二 卡氏肺孢子虫病原学检查及包囊图像分析

【实验目的】

1. 掌握卡氏肺孢子虫动物模型的建立方法。

2. 熟练卡氏肺孢子虫病原学检查方法。

3. 了解显微摄像及包囊的测量。

【实验原理】 某些寄生原虫在宿主体内通常处于隐性感染状态，当宿主免疫功能低下时，可出现异常增殖，引起相应疾病。本实验应用免疫抑制剂人为地降低实验动物免疫力，以实验动物的体重和生理状态的改变、肺部病理变化和病原体检测为依据，观察机会性致病原虫与机体免疫状态的关系。

【实验材料】

1. **实验动物** 清洁级 Wistar 大鼠 16 只，重量约 200g。

2. **试剂** 地塞米松磷酸钠注射液、四环素、生理盐水注射液、甲醇（分析纯）、瑞特染液、吉姆萨原液、吉姆萨工作液[使用前将吉姆萨原液与磷酸缓冲液（pH 7.0～7.2）稀释 20 倍]。

3. **其他** 5ml 一次性无菌注射器、载玻片、盖玻片等。

【实验方法】

1. **动物分组及处理**

（1）将 16 只大鼠随机分为实验组 8 只和对照组 8 只。

（2）鼠料及垫料定期更换消毒，喂正常颗粒饲料，饮用含 1mg/ml 四环素的冷开水以预防细菌感染，自由饮水和摄食。

（3）实验组皮下注射地塞米松磷酸钠注射液 1mg/次，2 次/周。

（4）对照组不做任何处理。每周测体重 1 次。

2. **标本采取** 第 8 周取大鼠以 1.0ml/200g 的剂量腹腔内注射 25% 水和氯醛。动物麻醉后，用碘酒及 75%乙醇消毒后迅速以灭菌器械进行气管插管，剖开胸腔，收集每组各受试动物的下列标本：

（1）支气管灌洗液：心脏取血后剪断下腔静脉。在正压通气的情况下经心脏注入生理盐水 20ml 进行肺血管冲洗。然后将 10ml 生理盐水经气管插管分 2 次注入，使灌洗液逐渐充满肺组织，然后缓慢抽吸回收灌洗液；将回收的支气管灌洗液 1000g 离心 15min，沉淀用 PBS 缓冲液洗 3 次后用。5ml PBS 缓冲液重新悬浮后，供涂片染色镜检用。

（2）肺印片标本（肺活检标本）：待支气管灌洗液收集完毕，完整摘取肺脏，清除肺门组织，生理盐水漂洗后用滤纸吸干水分，将一部分肺叶均匀切成几段，再用肺断面在载玻片上制成印片，风干后用甲醇固定。

3. **病原学和病理学检查**

（1）肺印片和支气管灌洗液涂片，干后滴加甲醇固定 5min，滴加瑞特染液，使其覆盖整个标本（标本两端事先用蜡笔画线，以防染液扩散）。

（2）约 2min 后再滴加新鲜配制的 1：20 的吉姆萨工作液，静置 15～30min。

（3）用流水冲洗多余染料（切勿先倾倒染料再用水冲洗，以免染料粒沉着影响观察），自然干燥后用油镜观察。

4. **显微摄像及包囊的测量**

（1）染色后的玻片置显微镜下，用油镜观察。

（2）选取背景清晰、包囊或滋养体数量多的视野，经摄像系统采集图像。

（3）用数字图像分系统测量采集到的肺孢子虫包囊的长径、横径、周长、面积等参数。

【实验结果】

1. 包囊呈圆形或椭圆形，囊壁薄，呈淡蓝色，内含 8 个囊内小体。

2. 滋养体呈椭圆形、新月形或不规则形，散在分布或聚集成群。

3. 囊内小体和滋养体的紫红色的细胞核和淡蓝色的细胞质清晰可辨。

【注意事项】

1. 吉姆萨工作液应新鲜配制，并使 pH 在 7.0～7.2，否则影响染色效果。

2. 在染色过程中勿使染液流失，否则染料沉积，影响镜检效果。

实验十三　医学生蠕形螨感染情况调查

【实验目的】

1. 调查医学生蠕形螨感染状况。

2. 掌握透明胶纸法和挤压法诊断蠕形螨的技术方法。

【实验材料】

1. **试剂**　甘油。

2. **其他**　刀片、沾水笔尖、竹签、透明胶纸、玻片等。

【实验方法】

1. **挤压法**　使用刀片或沾水笔尖刮取受检部位皮肤，将刮出的皮脂分泌物置于载玻片上，滴一滴甘油，用竹签捣碎涂匀后加盖玻片低倍镜下镜检。

2. **透明胶纸法**　晚上睡前，将透明胶纸粘贴于面部的额头、鼻翼、鼻沟及颧部等处，次晨取下透明胶纸贴于载玻片上，低倍镜下镜检。

【实验结果】　低倍镜观察：蠕形螨体狭长呈蠕状，颚体宽短呈梯形。躯体分足体（前部）和末体（后部）两部分，足体不到躯体的 1/3 长，有足 4 对，末体占体长的 2/3 以上，体表具环状横纹，末端钝圆。毛囊蠕形螨较长（0.1～0.4mm），末端钝圆。皮脂蠕形螨较毛囊蠕形螨略短（0.1～0.2mm），末端尖锐。

【注意事项】　勿漏掉视野，与气泡及其他物品相鉴别。

第四篇 创 新 实 验

【实验目的】

1. 培养学生的自主学习能力、动手能力、团队协作意识和创新精神。

2. 初步了解课题立项、实验研究、结果分析总结及论文撰写等科学研究工作的基本程序。

3. 深化对本专业理论课内容的掌握和理解。

【实施程序】 学生以小组为单位（3～4 人/组），在教师指导下对其感兴趣的题目进行文献检索，主要查阅近 5 年的中英文文献，在了解课题的研究动态后，提交文献综述及实验设计标书（见附件），指导教师与学生反复讨论后确定实验方案，并指导学生进行实验研究（实验室提供必需的条件并在特定时间内对学生开放）。实验完成后，指导教师指导学生实事求是地分析实验结果，鼓励并引导学生撰写研究报告，制作 PPT 进行课堂报告、讨论。

附件

青岛大学

医学免疫学与病原生物学实验设计论文

论文题目：

指导老师：＿＿＿＿＿＿＿＿＿＿＿＿＿＿＿＿＿＿

小组成员：（姓名：＿＿＿＿＿＿＿学号：＿＿＿＿＿＿＿）

＿＿＿＿＿＿＿＿＿＿＿＿＿＿＿＿＿＿

＿＿＿＿＿＿＿＿＿＿＿＿＿＿＿＿＿＿

＿＿＿＿＿＿＿＿＿＿＿＿＿＿＿＿＿＿

班　　级：＿＿＿＿＿＿＿＿＿＿＿＿＿＿＿＿＿＿

年　　月　　日

研究内容摘要（200 字以内）

关键词（3～5 个）

一、选题的目的和意义（主要说明：进行研究的必要性、预期达到的目的、实际应用价值和学术意义）（800 字以内）

二、国内研究现状（1000 字以内）

三、拟采取的技术路线及实验方案（1000 字以内）

四、预期结果（600 字以内）

五、项目组成员分工